中国古医籍整理丛书

诊余举隅录

清·陈廷儒 著

赵 琳 校注

中国中医药出版社

·北 京·

图书在版编目（CIP）数据

诊余举隅录/（清）陈廷儒著；赵琳校注 . —北京：中国中医药
出版社，2015. 1（2020.6重印）

（中国古医籍整理丛书）

ISBN 978 - 7 - 5132 - 2290 - 7

Ⅰ. ①诊…　Ⅱ. ①陈…　②赵…　Ⅲ. ①中医学 - 临床医学 - 经
验 - 中国 - 清代　Ⅳ. ①R249. 49

中国版本图书馆 CIP 数据核字（2015）第 030458 号

中 国 中 医 药 出 版 社 出 版
北京经济技术开发区科创十三街 31 号院二区 8 号楼
邮政编码　100176
传真　010 64405750
廊坊市祥丰印刷有限公司印刷
各地新华书店经销
*
开本 710×1000　1/16　印张 7.25　字数 42 千字
2015 年 1 月第 1 版　2020 年 6 月第 2 次印刷
书　号　ISBN 978 - 7 - 5132 - 2290 - 7
*
定价　20.00 元
网址　www. cptcm. com

国家中医药管理局
中医药古籍保护与利用能力建设项目
组织工作委员会

前　言

　　中医药古籍是传承中华优秀文化的重要载体，也是中医学传承数千年的知识宝库，凝聚着中华民族特有的精神价值、思维方法、生命理论和医疗经验，不仅对于传承中医学术具有重要的历史价值，更是现代中医药科技创新和学术进步的源头和根基。保护和利用好中医药古籍，是弘扬中国优秀传统文化、传承中医学术的必由之路，事关中医药事业发展全局。

　　1949 年以来，在政府的大力支持和推动下，开展了系统的中医药古籍整理研究。1958 年，国务院科学规划委员会古籍整理出版规划小组在北京成立，负责指导全国的古籍整理出版工作。1982 年，国务院古籍整理出版规划小组召开全国古籍整理出版规划会议，制定了《古籍整理出版规划（1982—1990）》，卫生部先后下达了两批 200 余种中医古籍整理任务，掀起了中医古籍整理研究的新高潮，对中医文化与学术的弘扬、传承和发展，发挥了极其重要的作用，产生了不可估量的深远影响。

　　2007 年《国务院办公厅关于进一步加强古籍保护工作的意见》明确提出进一步加强古籍整理、出版和研究利用，以及

"保护为主、抢救第一、合理利用、加强管理"的方针。2009年《国务院关于扶持和促进中医药事业发展的若干意见》指出，要"开展中医药古籍普查登记，建立综合信息数据库和珍贵古籍名录，加强整理、出版、研究和利用"。《中医药创新发展规划纲要（2006—2020）》强调继承与创新并重，推动中医药传承与创新发展。

　　2003~2010年，国家财政多次立项支持中国中医科学院开展针对性中医药古籍抢救保护工作，在中国中医科学院图书馆设立全国唯一的行业古籍保护中心，影印抢救濒危珍本、孤本中医古籍1640余种；整理发布《中国中医古籍总目》；遴选351种孤本收入《中医古籍孤本大全》影印出版；开展了海外中医古籍目录调研和孤本回归工作，收集了11个国家和2个地区137个图书馆的240余种书目，基本摸清流失海外的中医古籍现状，确定国内失传的中医药古籍共有220种，复制出版海外所藏中医药古籍133种。2010年，国家财政部、国家中医药管理局设立"中医药古籍保护与利用能力建设项目"，资助整理400余种中医药古籍，并着眼于加强中医药古籍保护和研究机构建设，培养中医古籍整理研究的后备人才，全面提高中医药古籍保护与利用能力。

　　在此，国家中医药管理局成立了中医药古籍保护和利用专家组和项目办公室，专家组负责项目指导、咨询、质量把关，项目办公室负责实施过程的统筹协调。专家组成员对古籍整理研究具有丰富的经验，有的专家从事古籍整理研究长达70余年，深知中医药古籍整理研究的重要性、艰巨性与复杂性，履行职责认真务实。专家组从书目确定、版本选择、点校、注释等各方面，为项目实施提供了强有力的专业指导。老一辈专家的学术水平和智慧，是项目成功的重要保证。项目承担单位山东中医药大学、南京中医药大学、上海中医药大学、福建中医药大学、浙江省中医药研究院、陕西省中医药研究院、河南省中医药研究院、辽宁中医药大学、成都中医药大学及所在省市中医药管理部门精心组织，充分发挥区域间互补协作的优势，并得到承担项目出版工作的中国中医药出版社大力配合，全面推进中医药古籍保护与利用网络体系的构建和人才队伍建设，使一批有志于中医学术传承与古籍整理工作的人才凝聚在一起，研究队伍日益壮大，研究水平不断提高。

本着"抢救、保护、发掘、利用"的理念，该项目重点选择近 60 年未曾出版的重要古医籍，综合考虑所选古籍的保护价值、学术价值和实用价值。400 余种中医药古籍涵盖了医经、基础理论、诊法、伤寒金匮、温病、本草、方书、内科、外科、女科、儿科、伤科、眼科、咽喉口齿、针灸推拿、养生、医案医话医论、医史、临证综合等门类，跨越唐、宋、金元、明以迄清末。全部古籍均按照项目办公室组织完成的行业标准《中医古籍整理规范》及《中医药古籍整理细则》进行整理校注，绝大多数中医药古籍是第一次校注出版，一批孤本、稿本、抄本更是首次整理面世。对一些重要学术问题的研究成果，则集中收录于各书的"校注说明"或"校注后记"中。

"既出书又出人"是本项目追求的目标。近年来，中医药古籍整理工作形势严峻，老一辈逐渐退出，新一代普遍存在整理研究古籍的经验不足、专业思想不坚定等问题，使中医古籍整理面临人才流失严重、青黄不接的局面。通过本项目实施，搭建平台，完善机制，培养队伍，提升能力，经过近 5 年的建设，锻炼了一批优秀人才，老中青三代齐聚一堂，有效地稳定了研究队伍，为中医药古籍整理工作的开展和中医文化与学术的传承提供必备的知识和人才储备。

本项目的实施与《中国古医籍整理丛书》的出版，对于加强中医药古籍文献研究队伍建设、建立古籍研究平台，提高古籍整理水平均具有积极的推动作用，对弘扬我国优秀传统文化，推进中医药继承创新，进一步发挥中医药服务民众的养生保健与防病治病作用将产生深远影响。

第九届、第十届全国人大常委会副委员长许嘉璐先生，国家卫生计生委副主任、国家中医药管理局局长、中华中医药学会会长王国强先生，我国著名医史文献专家、中国中医科学院马继兴先生在百忙之中为丛书作序，我们深表敬意和感谢。

由于参与校注整理工作的人员较多，水平不一，诸多方面尚未臻完善，希望专家、读者不吝赐教。

国家中医药管理局中医药古籍保护与利用能力建设项目办公室
二〇一四年十二月

许 序

"中医"之名立，迄今不逾百年，所以冠以"中"字者，以别于"洋"与"西"也。慎思之，明辨之，斯名之出，无奈耳，或亦时人不甘泯没而特标其犹在之举也。

前此，祖传医术（今世方称为"学"）绵延数千载，救民无数；华夏屡遭时疫，皆仰之以度困厄。中华民族之未如印第安遭染殖民者所携疾病而族灭者，中医之功也。

医兴则国兴，国强则医强。百年运衰，岂但国土肢解，五千年文明亦不得全，非遭泯灭，即蒙冤扭曲。西方医学以其捷便速效，始则为传教之利器，继则以"科学"之冕畅行于中华。中医虽为内外所夹击，斥之为蒙昧，为伪医，然四亿同胞衣食不保，得获西医之益者甚寡，中医犹为人民之所赖。虽然，中国医学日益陵替，乃不可免，势使之然也。呜呼！覆巢之下安有完卵？

嗣后，国家新生，中医旋即得以重振，与西医并举，探寻结合之路。今也，中华诸多文化，自民俗、礼仪、工艺、戏曲、历史、文学，以至伦理、信仰，皆渐复起，中国医学之兴乃属必然。

迄今中医犹为国家医疗系统之辅，城市尤甚。何哉？盖一则西医赖声、光、电技术而于20世纪发展极速，中医则难见其进。二则国人惊羡西医之"立竿见影"，遂以为其事事胜于中医。然西医已自觉将入绝境：其若干医法正负效应相若，甚或负远逾于正；研究医理者，渐知人乃一整体，心、身非如中世纪所认定为二对立物，且人体亦非宇宙之中心，仅为其一小单位，与宇宙万象万物息息相关。认识至此，其已向中国医学之理念"靠拢"矣，虽彼未必知中国医学何如也。唯其不知中国医理何如，纯由其实践而有所悟，益以证中国之认识人体不为伪，亦不为玄虚。然国人知此趋向者，几人？

国医欲再现宋明清高峰，成国中主流医学，则一须继承，一须创新。继承则必深研原典，激清汰浊，复吸纳西医及我藏、蒙、维、回、苗、彝诸民族医术之精华；创新之道，在于今之科技，既用其器，亦参照其道，反思己之医理，审问之，笃行之，深化之，普及之，于普及中认知人体及环境古今之异，以建成当代国医理论。欲达于斯境，或需百年欤？予恐西医既已醒悟，若加力吸收中医精粹，促中医西医深度结合，形成21世纪之新医学，届时"制高点"将在何方？国人于此转折之机，能不忧虑而奋力乎？

予所谓深研之原典，非指一二习见之书、千古权威之作；就医界整体言之，所传所承自应为医籍之全部。盖后世名医所著，乃其秉诸前人所述，总结终生行医用药经验所得，自当已成今世、后世之要籍。

盛世修典，信然。盖典籍得修，方可言传言承。虽前此50余载已启医籍整理、出版之役，惜旋即中辍。阅20载再兴整理、出版之潮，世所罕见之要籍千余部陆续问世，洋洋大观。

今复有"中医药古籍保护与利用能力建设"之工程，集九省市专家，历经五载，董理出版自唐迄清医籍，都400余种，凡中医之基础医理、伤寒、温病及各科诊治、医案医话、推拿本草，俱涵盖之。

噫！璐既知此，能不胜其悦乎？汇集刻印医籍，自古有之，然孰与今世之盛且精也！自今而后，中国医家及患者，得览斯典，当于前人益敬而畏之矣。中华民族之屡经灾难而益蕃，乃至未来之永续，端赖之也，自今以往岂可不后出转精乎？典籍既蜂出矣，余则有望于来者。

谨序。

第九届、十届全国人大常委会副委员长

许嘉璐

二〇一四年冬

王 序

中医学是中华民族在长期生产生活实践中，在与疾病作斗争中逐步形成并不断丰富发展的医学科学，是中国古代科学的瑰宝，为中华民族的繁衍昌盛作出了巨大贡献，对世界文明进步产生了积极影响。时至今日，中医学作为我国医学的特色和重要医药卫生资源，与西医学相互补充、相互促进、协调发展，共同担负着维护和促进人民健康的任务，已成为我国医药卫生事业的重要特征和显著优势。

中医药古籍在存世的中华古籍中占有相当重要的比重，不仅是中医学术传承数千年最为重要的知识载体，也是中医为中华民族繁衍昌盛发挥重要作用的历史见证。中医药典籍不仅承载着中医的学术经验，而且蕴含着中华民族优秀的思想文化，凝聚着中华民族的聪明智慧，是祖先留给我们的宝贵物质财富和精神财富。加强对中医药古籍的保护与利用，既是中医学发展的需要，也是传承中华文化的迫切要求，更是历史赋予我们的责任。

2010 年，国家中医药管理局启动了中医药古籍保护与利用能力建设项目。这既是传承中医药的重要工程，也是弘扬优秀民族文化的重要举措，不仅能够全面推进中医药的有效继承和创新发展，为维护人民健康做出贡献，也能够彰显中华民族的璀璨文化，为实现中华民族伟大复兴的中国梦作出贡献。

相信这项工作一定能造福当今，嘉惠后世，福泽绵长。

国家卫生与计划生育委员会副主任

国家中医药管理局局长

中华中医药学会会长

王国强

二〇一四年十二月

马 序

　　新中国成立以来，党和国家高度重视中医药事业发展，重视古籍的保护、整理和研究工作。自 1958 年始，国务院先后成立了三届古籍整理出版规划小组，分别由齐燕铭、李一氓、匡亚明担任组长，主持制订了《整理和出版古籍十年规划（1962—1972）》《古籍整理出版规划（1982—1990）》《中国古籍整理出版十年规划和"八五"计划（1991—2000）》等，而第三次规划中医药古籍整理即纳入其中。1982 年 9 月，卫生部下发《1982—1990 年中医古籍整理出版规划》，1983 年 1 月，保证了中医古籍整理出版办公室正式成立，中医古籍整理出版规划的实施。2002 年 2 月，《国家古籍整理出版"十五"（2001—2005）重点规划》经新闻出版署和全国古籍整理出版规划领导小组批准，颁布实施。其后，又陆续制定了国家古籍整理出版"十一五"和"十二五"重点规划。国家财政多次立项支持中国中医科学院开展针对性中医药古籍抢救保护工作，文化部在中国中医科学院图书馆专门设立全国唯一的行业古籍保护中心，国家先后投入中医药古籍保护专项经费超过 3000 万元，影印抢救濒危珍、善、孤本中医古籍1640余种，开展了海外中医古籍目录调研和孤本回归工作。2010年，国家财政部、国家中医药管理局安排国家公共卫生专项资金，设立了"中医药古籍保护与利用能力建设项目"，这是继1982～1986年第一批、第二批重要中医药古籍整理之后的又一次大规模古籍整理工程，重点整理新中国成立后未曾出版的重要古籍，目标是形成并普及规范的通行本、传世本。

为保证项目的顺利实施，项目组特别成立了专家组，承担咨询和技术指导，以及古籍出版之前的审定工作。专家组中的许多成员虽逾古稀之年，但老骥伏枥，孜孜不倦，不仅对项目进行宏观指导和质量把关，更重要的是通过古籍整理，以老带新，言传身教，培养一批中医药古籍整理研究的后备人才，促进了中医药古籍保护和研究机构建设，全面提升了我国中医药古籍保护与利用能力。

作为项目组顾问之一，我深感中医药古籍保护、抢救与整理工作的重要性和紧迫性，也深知传承中医药古籍整理经验任重而道远。令人欣慰的是，在项目实施过程中，我看到了老中青三代的紧密衔接，看到了大家的坚持和努力，看到了年轻一代的成长。相信中医药古籍整理工作的将来会越来越好，中医药学的发展会越来越好。

欣喜之余，以是为序。

中国中医科学院研究员

马继兴

二〇一四年十二月

校注说明

《诊余举隅录》二卷，医案著作，清代陈廷儒著。

陈廷儒，字菊生，清末江苏阳湖（今江苏武进）人，生卒年不详。幼年习儒，后跟从其父学医，得家传。同治、光绪年间客游南北，在北京、天津、济南、上海等地行医。清光绪二十三年（1897）著《诊余举隅录》。另有《医学可观》，未见。

《诊余举隅录》全书二卷，54篇，载医案118则，除2则外皆为陈廷儒经治，涉及内伤、外感及妇科、儿科等数十种病证的诊治。《诊余举隅录》虽属医案类，却能取经治之案论说医理，阐说医理时有引用前人之说，随文而发，少有铺陈，并能融会中西医学阐述病机，在医案类著作中独有特色。

《诊余举隅录》现存清光绪二十四年铅印本、1933年苏州国医书社铅印本及《珍本医书集成》本3种刊本，另有抄本1种。

本次整理以清光绪二十四年铅印本为底本，以《珍本医书集成》本（简称"集成本"）为主校本。主要的校注原则和方法如下：

1. 采用简体横排形式，对原文加以现代标点。

2. 底本中异体字、俗写字予以径改，不出注。

3. 底本中通假字、古体字，保留原字，于首见处出注说明。

4. 底本药名异写者，保留原字，出注说明。

5. 底本中一般笔画之误，如"己""已"等，予以径改，不出校记。

6. 底本中误文，据校本、文义或他校资料改。

7. 底本字词无误而校本或他校资料义胜或有参考意义者，酌情出校。

8. 底本中文字有疑义，无校本或他校资料可据，难定是非者，出校存疑。

9. 底本中药名、专业术语及字词生僻者，简注其义，或引经典以释之。

10. 底本中的典故，出注说明其出处，较为生疏者简注其义。

11. 底本中明引前代文献，简注说明。其中引用与原文无差者，用"语出"；引用与原文有出入者，用"语本"；凡称引自某书而某书不见反见于他书者，用"语见"。

12. 各卷卷题下原有"阳湖陈廷儒菊生偶笔"题署，今一并删去。

13. 底本原有二叙，皆题作"叙"，今为区别，分别题作"陈叙""柯叙"。

陈 叙

　　吾宗菊生，以医国之才，守传家之学，脉审枢阖①，术受奇胲②。垣见一方，争饮上池之水③；月为千轴④，不私禁要之书。以为两汉意募⑤，初非信史；三家俞矫，仅属寓言；丹溪辨疑⑥，尚乖通元之旨；高阳⑦伪托，益损叔和之真。非出手编，孰抒心得？于是覼缕⑧往迹，昭示来兹。凡夫诊脉处剂之宜，泻下温中之辨，靡不钩元提要，剖毫析芒。本布帛菽粟⑨之言，阐金匮玉机之蕴，将以发挥名理，启导愚蒙。任举一隅，皆资三反。登之梨枣⑩，将为寿世之谋；辱⑪在枌榆⑫，许附赠

---

　　①　枢阖：气机运转之关键。《素问·阴阴离合论》："太阳为开，阳明为阖，少阳为枢。"
　　②　奇胲（hǎi 海）：兵略，此指诊治的方法。
　　③　垣见一方……上池之水：典出《史记·扁鹊仓公列传》。垣，矮墙。上池之水，未曾沾地的雨水或露水等。
　　④　月为千轴：每月诊治上千人，形容诊务繁忙。典出《文苑英华》卷七〇五梁简文帝《劝医文》。轴，指处方。
　　⑤　意募：意，指西汉淳于意。募，指东汉华佗。华佗一名"募"。
　　⑥　辨疑：朱丹溪著有《伤寒辨疑》，原书佚。
　　⑦　高阳：即高阳生，五代（一说六朝）人，曾托王叔和之名以四言歌诀体撰《王叔和脉诀》。
　　⑧　覼（luó 罗）缕：详述。
　　⑨　布帛菽粟：居家平常之物，喻平实无华。
　　⑩　登之梨枣：雕版印行。梨枣，古时刻书多用梨木或枣木，因以为雕印的代称。
　　⑪　辱：自称的谦辞。
　　⑫　枌榆：故乡之称。典出《南齐书·沈文季传》。

言之义。允颐粗知药性，罕读方书，曩在春明①，尝婴末疾，赖君和缓，起我膏肓②，遂解带以写诚，益推襟而送抱③，习闻绪论，具识渊衷。君每诵孙真人之言曰：胆欲大而心欲小，知欲圆而行欲方④。自谓生平心知此意，故能披窍导窾⑤，嘘枯吹生⑥。予维君介石贞操，浑金令器，范为士则，瞻盎睟⑦之容；学有师承，秉庭闱之训。疑其敦谨，罕识变通，而乃察色觇豪⑧，不差累黍，审同辨异，妙悟循环，游心于虚，独析三停⑨之秘，银手如断⑩，是为九折⑪之良，如用兵而出奇，将由技而进道。固知俞跗治病，不在汤液之间；岐伯论医，别具神明之用。非夫悬壶市技，胶柱审音，所可絜⑫量短长，较论得失者

① 曩（nǎng 攮）：以往。
② 肓：原作"盲"，据文义改。
③ 遂解带……而送抱：喻坦诚相待，不拘礼节。
④ 胆欲大……行欲方：语见《旧唐书·孙思邈传》。又，《旧唐书·孙思邈传》"知"作"智"。
⑤ 披窍导窾（kuǎn 款）：喻从关键入手解决问题。典出《庄子·养生主》。
⑥ 嘘枯吹生：形容起死回生。典出《后汉书·郑太传》。
⑦ 盎睟：正气充盈貌。《孟子·尽心上》："君子所性，仁义礼智根于心，其生色也睟然见于面，盎于背，施于四体，四体不言而喻。"
⑧ 觇（chān 搀）豪：仔细看。豪，通"毫"。《礼记·经解》陆德明释文："豪，依字作'毫'。"
⑨ 三停：古时相法将人体、面部各分为上、中、下三停，以测断吉凶。
⑩ 银手如断：形容交友爱憎分明。典出《大戴礼记·卫将军文子》。北周卢辩注："银，廉锷也。"清代孔广森补注："银，犹断断也。如断，有限制也。子夏交友，可者与之，不可者拒之。"
⑪ 九折：似为三折肱之夸语。
⑫ 絜（xié 斜）：量物体的周长。

矣。活人无算，待树苏家丹橘之林①；惟我知言，请读华氏青囊之帙。

岁在丁酉②日长至③武进陈允颐④叙

---

① 苏家丹橘之林：晋代葛洪《神仙传》载汉代苏耽修炼得道将去，嘱母亲用橘叶泡井水以救疫病。

② 丁酉：清光绪二十三年（1897）。

③ 日长至：指夏至。

④ 陈允颐：清代武进人，字养源，同治间举人，曾任浙江杭嘉湖道，著有《兰墅诗存》。

柯 叙

　　语云：儒者不为良相，必为良医①，以医之治医与相之治国，同其道也。顾世之习医者多矣，即著为书，亦复汗牛充栋，大都可訾者多而可法者少。医岂易言哉？陈君芚生，为毗陵②名下士③。早岁讲求医理，既得家传，而加以天资学力，迥非流俗所可同年语。中年客游南北，活人无算，公卿交誉，声名藉甚④。予前在津门，获交芚生，屡躯多病，时赖诊治，受患孔多⑤。今年需次⑥金陵，夏秋之间得伏暑证，群医皆主燥湿利导，日见其惫。幸值芚生来应乡试，过我一诊，即用滋阴重剂，与诸方迥别，果一服而大效，三四服而豁然。举此一端，其医学之精已可概见。出《诊余举隅录》见示，皆其生平所治疑难各证，或温或清，或补或泻，或重剂，或轻剂，或用急法，或用缓法，或数人同患一症而彼此治各不同，或一人迭患一症而前后治又不同。其临诊也，如珠走盘，无呆滞处；其辨症也，如镜鉴形，无模糊处；其用药也，如称有权，无游移处；其制方也，如网在纲，无松懈处。虽顷刻告危，不难立救；纵累年宿恙，亦可挽回。洵医学中不经见之书，非若他书揣摩影响者所可比也。夫人能通天地人者为名儒，消息寸关尺者为良医。

---

　　① 儒者……良医：语见宋代吴曾《能改斋漫录》卷十三"文正公愿为良医"条。

　　② 毗陵：地名，今江苏常州。

　　③ 名下士：享有盛名之士。

　　④ 藉甚：卓著。

　　⑤ 孔多：很多。

　　⑥ 需次：旧时官吏授职后，按照资历依次补缺。

菊生以儒兼医，异日此书一传，有功医道，当非浅鲜，即谓与良相媲美，亦无不可。予虽不知医，而频年亲药饵，亦略窥其门径，用敢赘述数语，以谂①精于此道者。

光绪二十三年岁在丁酉仲秋月古歙弟受丹柯铭②谨叙

---

① 谂（shěn 审）：劝勉。
② 柯铭：字受丹，光绪己丑年（1889）任天津武备学堂总办，官至江苏候补道。

目 录

卷　上

四时感冒虚脱证

春夏地气上升，秋冬天气下降，人在气交中，一呼一吸，与时消息①。间有不和，名曰感冒。为病本轻，平人患此，表散和解便愈。若系虚人，初起施治即当标本兼顾，于祛邪中寓扶正法，否则虚虚之祸，变不可言。丁亥，余授徒于家，及门梅锦培病感冒，一月后病势由重转危，一二时流②断为立毙，其家请诊于余。余视之，身热未清，神气已极昏弱，脉象微不可辨，似有若无。时盖胃虚欲脱，非补不治。因急饮以参汤，少顷又与以米汤，米汤后再继参汤，更番迭进，一日数次。明日复诊，脉来有神，惟夜不安寐，独参汤外又用冬地归脾汤。并戒其家曰：饮药后必安睡，安睡后必大便，防脱，须多备参汤以待。及饮药一时许，果睡甚酣，夜半果大便，便时汗大出，如欲脱状，频饮参汤，得无恙。阅日又诊，身热已退，神识亦清。后以补中益气汤、八珍汤等方出入加减，温补而痊。或问曰：前医皆云此症不可服参，独先生见之即知非参不起，何也？余答曰：参之用不用，视症之虚不虚。人惟邪热积滞大实症，误用人参，酿祸最酷。乃世俗

---

① 消息：进退。
② 时流：时下的庸俗医生。

鉴此，视人参如砒毒，虽病至虚危欲脱，亦禁服参，未免太愚。夫虚者于参，譬如饥者于食，渴者于饮，实有相需以养、相赖以生之势。惟其人不饥而食，不渴而饮，所以停积为灾。使见停积为灾，遂疑饮食非生人之具，甘饥渴而死，有是理乎？喻嘉言[1]曰：人受外感之邪，必先汗以驱之，惟元气旺者，外邪始乘药势以出。若虚弱之人，药力外行，气从中馁，轻者半出不出，重者反随元气缩入，发热无休，故表药中必用人参三五七分稍助元气，为祛邪之主，庶使邪气得药，一涌而出。又曰：伤寒专科，从仲景至今，明贤方书，无不用参。今日单除不用，全失相传宗旨，使体虚之人百无一活，曾不悟其害。由是而思，参为虚人必用之药，彼不敢用参者，盍[2]味斯言？

春温夹滞证

冬令寒邪伏藏少阴，至春寒化为火，发于少阳，由内而出，名曰春温，与伤寒邪由外发不同。昔人治春温以黄芩汤为主方，若因感受外邪，引动在里伏热，则先辛凉以解新邪，继进苦寒以清里热，缘温邪忌散，不与暴感门同法故也。使误散之，胃汁劫尽，症必转危。乙未春，余客上海，凌少遗之母，年近花甲，患春温症，两旬后身热汗

---

① 喻嘉言：即喻昌，明末清初医家，字嘉言，新建（今江西南昌）人。以下"人受外感之邪"至"曾不悟其害"论述本其所著《寓意草》。

② 盍（hé 何）：何不。

出，谵语神昏，食不进，寐不安，势已垂危，似不可治。来延余诊，切其脉，虚细而疾，望其舌，苔腻而黄，令按胸脘，问痛否，闻伊答曰痛，出话声音颇有清朗之致，外象虽危，中气未败。覆脉参症，明是邪入营室，阴液被劫，脘中更有积滞未消。用羚羊清营汤加枳实，二剂，热止神清，脉象亦静。惟神疲气弱，不思饮食，改用加减复脉法，二剂，胃气渐苏，神识亦振。再承前方去二冬，加黄耆、白术温补而愈。按春温症随地有之，上海为多，盖东南地气温于西北，上海一隅，尤偏于东，至春令木旺，天气与地气合同疏泄，不能无偏胜之弊。主治者若知救弊补偏，得其道矣。

夏热失治证

夏至以后，炎暑司令，相火用事。其人伏邪久郁，适随时气暑热一朝勃发，名曰热病。及早清之，本无大害，特恐拘守六经分证，仍用伤寒法治，势必转重转危。庚寅夏，余客天津，金陵张君卧楼患病二旬，来延余诊。脉浮细而疾，面赤舌赤，目呆耳聋，神昏谵语，身热汗出，烦躁不寐者八日，米饮不进者六日，小便短赤，大便先溏后结。令人按其脘腹，拒不欲按，至少腹更不能按，明是大热之症，中有结粪，非急为清下不可。因合白虎、承气，去川朴、粳米，加元参、花粉、竹叶、芦根为方，并告其仆曰：服药外恣饮西瓜水。余去，又有医至，虑病久正亏，所药过峻，不敢与服，改用牛黄清心丸法，入夜猝起发狂，越户仆地，举室骇然。其仆记予临去时有"恣饮西瓜水"一语，即用西瓜取水饮之，神稍定，扶而入。比明，又延余往，见证较昨益危。询知其故，因告之曰：釜底抽薪之法，古人正为此等热症设也。不通下窍，则上中二焦火清亦无功。余岂不揣病情，轻以猛药与人者？实因势已垂危，不如此则不救，迫于弗得已也。仍用前方加小生地、麦冬。饮药一时许即安睡，至夜大便一次，明晨又大便一次，神识俱清，能进粥饮。即日又诊，比余至，时刚午刻，神识又昏，人谓此必病退正虚之兆。余曰：不然。面色尚赤，脉象尚数，按至少腹，尚有欲拒之状，见证仍实而不虚，神识复昏，实缘巳午二时阳气极盛，外火引动内火，相因而炽故也。今①再服前药一剂。服后睡如昨，便亦如昨，从此神清，不复昏矣。后去生军、芒硝，专服石羔②、生地等药至六十余剂，每剂羔、地必用两许，并饮西瓜至三石而后痊。夫此症起于五月，重于六月，其为热病明矣。古人治热病以白虎汤为主，后贤刘河间创议分三焦投药，以苦辛寒为主。治法具在，乃俗工不知早为之所③，致兆焚如，迨势已垂危，又欲救车薪以杯水，名为慎重，实则因循。幸而气血尚充，稍延时日，否则火性

---

① 今：即刻。
② 石羔：石膏。
③ 早为之所：典出《左传·隐公元年》。此指及早治疗。

至暴，顷刻燎原，虽有卢扁①，其及抽薪于釜底耶？

秋燥脱肛证

春分以后，地气动而湿胜；秋分以后，天气肃而燥胜。秋燥致病，气分先受，治肺为急，人皆知之。然肺与大肠相表里，其为金也则一。燥从下受，往往大肠液涸，症转为危。辛卯秋，入都应试毕，吾友史怡之遣人持书邀余往诊。脉象细数，舌微有黄苔而干，大肠燥结，便后脱肛。人见形容瘦弱，以脱肛为气虚，进以补中益气汤加味，遂至异常疼痛，日夜呻吟，安寐既不能，饮食尤少进。余思瘦人多火，此症系伏火为患，现届秋月燥令，燥火二气相并，庚金②受灼殊甚，又服补气之剂，火得补而益炽，病安得不剧？因用地冬润肠膏二剂，大便润，疼痛平，能安睡矣。再用生地黄煎去竹沥、姜汁，三剂，诸恙大减，饮食如恒。后又服滋养药十余服而愈。论脱肛一症，小儿气血未壮，老人气血已衰，或产育及久痢用力过多，每患此疾。《难经》云：大肠与肺相表里，肺脏蕴热则闭，虚则脱，须升举而补之，盖缘气虚不能约束故也③。后人宗其议，遇脱肛症，不问何因，率用补中益气汤为主方。岂知治者愈是，病者愈苦，症情百出，安能以一法绳

---

① 卢扁：即扁鹊。史书载扁鹊为卢地人，因称。

② 庚金：指大肠。

③ 难经……不能约束故也：语本《张氏医通》卷七。

乎？如此症，燥火烁①金，非清润不可。若一于升补，邪愈实，血愈枯，后恐变不可测。昔人于大肠燥结门有气血耗竭，呕逆不食，便如羊矢②之戒，岂无所见而云然哉？

冬月伤寒两感证

霜降以后，寒邪直入三阴，谓之直中伤寒，治有温热一法。若由三阳传入三阴，谓之传经伤寒。在外为寒，入内为热，按经施治，宜散宜清。而且六经传变，厥名甚多，有巡经传③，有越经传，有首尾传，有表里传。其症以表里传为至重，即伤寒两感症也。一日太阳与少阴同病，二日阳明与太阴同病，三日少阳与厥阴同病。以其阴阳俱病，欲汗则有里症，欲下则有表症。来势极重，辨之不早，顷刻害人，故《内经》、仲景皆云必死，并不言所治法。愚窃谓两感症外寒内热，即冬温症又感重寒而发者，随其邪之轻重，按症施治，未必绝无挽回。吴鹤皋④曰：易老制大羌活汤，用羌活、独活、防风、防己、细辛、川芎、白芷、苍术、黄芩、黄连、知母、生地、生草，意谓传经者皆为阳邪，一于升阳发散，滋阴养脏，则

① 烁：同"铄"，消损。《周礼·考工记序》："铄金以为刃。"陆德明释文："烁，义当作'铄'。"
② 气血耗竭……便如羊矢：语本《张氏医通》卷二。
③ 巡经传：即循经传。
④ 吴鹤皋：即吴崑，明代医家，字山甫，号鹤皋，安徽歙县人，著有《医方考》《黄帝内经素问吴注》等。

两感之浅者尚或可平①。所论与愚意颇合。至乙未冬，余客上海，有茶业王某患伤寒症，身热恶寒，头痛项强，口干烦渴，溺赤便燥，舌苔黄色，脉来浮举则紧，沉按则数。表有寒，里有热，内外邪俱盛，非太阳与少阴同病之两感症乎？余即师大羌活汤之意，用麻黄、紫苏、荆芥、防风以散外寒，用石羔、知母、元参、生地以清内热，又加枳壳、陈皮利其气而为之佐，重剂投之，两服而痊。可知伤寒两感症即冬温感寒，外寒内热症，本无不治，其云必死者，为误治者言之，非谓概不可治也。其不言治法者，欲后人将六经条治之法融会贯通，权其表里寒热，分缓急而施治，故不复为赘言也。至六日死、三日死之说，亦谓症情危急，图治当速，迟则无及耳。岂真计日待死，绝无法治哉？方书此类正多，不可不思。

精气不足衰证

人生五十始衰，过此以往，全赖随时节养。设或勤劳太过，则衰甚矣。癸巳夏季，应试入都，贵大司寇②来延余诊。据云去冬即有小恙，至春其恙大发，医药迭进，转重转剧。延今数月，食不甘，寐不安，面烧齿浮，溺涩便涩，心悸汗出，肢弱体疲，耳不足于听，目不足于视，语

① 易老……尚或可平：语本《医方考》卷一。易老，即张元素，金代医家，字洁古，易州（今属河北）人，著有《医学启源》《脏腑标本寒热虚实用药式》等。

② 大司寇：对刑部尚书的尊称。

不足于音，一切精神，尤为惝恍①。余切其脉，浮举似弦，沉按又微，知是血气大亏，风阳不潜所致。先用济阳熄风之剂，加补益以佐之，五官稍可用，四肢较有力矣。再用补气养血之剂，频增减以治之，心神虽不足，眠食可如常矣，余症亦就痊矣。原此症由来，因平日劳心太过，精气受戕，迨病起初，又治失其宜，所以衰羸至此。前于虚人感冒症，特申扶正祛邪、标本兼顾之说，盖欲主治者遇此等虚弱证情，为之早筹全局也。至论病后摄养，要药有二，大法有三。所谓二者何？一曰鹿茸，二曰人参。盖非茸不能补督脉之精，非参不能补五脏之气。所谓三者何？一曰益，二曰复，三曰恒。益者益其正气，复者复其元精，恒者恒久而后奏功。窃见今人有病后失于调理，终身羸弱不堪者，是气之伤也；有病未复元，即起劳役，时愈时坏，后竟无可挽回者，是精之夺也；有病愈后急需调养，听人讹说，谓补药不宜多服，因循自误者，是功败于垂成也。惟有明理人知精与气为吾身至宝，既亏损于前，思补救于后。当病后元气未复，除药饵外，起居必慎，饮食必调，虽累月累年，不忍或劳。非自逸也，盖养气蓄精，犹欲出其身以有为，不敢轻于尝试也，则圣贤存心养性之功也。

---

① 惝恍（chǎnghuǎng 厂谎）：恍惚。

气血两损弱证

人生二十曰弱，弱者，血气未充之谓。当血气未充时，劳乏以致疾，怯损成矣。己丑，内亲蒋丙炎，时十九岁，四月中害目赤方愈，五月初即应试澄江①。比返，又病暑温。时而治愈，时而劳复，如是者数旬。其家疑医药无功，祷于神，服仙方月余，病益剧，速余往视。脉细如丝而数，忽寒忽热，咳嗽喘促，口吐清涎，间有红丝，自汗腹痛，室中略行数武②，汗喘即甚，痿顿不堪。其家问：病可治否？余答曰：怯损已成，姑念年少，试设法以挽回之。用十全大补汤、生脉散、香砂六君丸等方，出入加减治之。数旬后，忽壮热不退，知是感冒外邪所致，另用紫苏煎汤冲饮，得微汗，热即退。又数旬，忽腹痛下痢，知是正气得理，邪无所容故，另加川连数分，因势利导之，痛痢即止。又数旬，因怒火上升，忽于午前面赤神昏，两足逆冷，知是命火上泛，非引火归元不可，另以金匮肾气丸一两，分作三服，交巳刻③先用开水送下，并用火炉烘足，浮火即平。是症也，共治百数十日，症虽屡变，所药不变，随时随症，略加数味而已，居然逐次奏功，终收全效。使所见不确，施治不专，有不因循贻误者乎？迨病愈

---

① 澄江：今江苏江阴，清代为江苏学政衙署所在。
② 武：古时以六尺为步，半步为武。
③ 巳刻：巳时，上午九时至十一时。

后，里中有老者见之，惊为异，踵余门求治数十年老病。余曰：某病所以能挽回，固由医药功，亦由年华富。盖年未弱冠谓之少，年将花甲谓之耆。少如春初草，勾萌①甫达，常存生长之机；耆如秋后林，枝叶虽繁，隐寓衰残之象也。惟事亦不必以常理拘耳，尝见世之人老而强每胜于少而弱，是知人定亦许胜天。齐丘子②曰：松柏之所以能凌霜者，藏正气也；美玉之所以能犯火者，蓄至精也③。惟人亦然，子能藏气蓄精，即却病延年之道矣。书一调补方与之，老者乃欣然而去。

咳嗽内外因证

肺为五脏华盖，体本清虚，一物不容，毫毛必咳。有外感六气而嗽者，有内伤七情六欲而嗽者，治当先其所因。癸巳冬，余寓天津，高君诚斋之室，晨起即嗽，至暮尤甚，连咳不止，延余往诊。切其脉，浮虚细数，知是寒束于表，阳气并于胸中，不得泄越所致。用利膈煎治之，下咽即安。又曹某，每日午后必发干咳数声，病已年余，问治于余。切其脉，六部中惟左尺沉按则数，知阴分至深处有宿火内伏，故午后阴气用事时上冲于肺而咳。朱丹溪

---

① 勾萌：草木芽苗，曲者为勾，直者为萌。典出《淮南子·本经训》。
② 齐丘子：即宋齐丘，五代南唐人，官至尚书仆射（宰相）。唐末谭峭著《谭子化书》，求宋齐丘为序，宋齐丘据为己书而易名《齐丘子》。
③ 松柏……精也：语本《谭子化书》卷二。

所谓火郁之干咳嗽症，最难治也①。余用杞菊地黄丸意加减治之，十余剂而愈。丙申冬，余又至天津，周菁莪大令②患咳嗽症甚剧，终夜不得卧，来速余诊。切其脉，六部细数，右关尺按尤有力，知是大肠温邪上乘于肺而咳。用芩知泻火汤加减，十数剂而治愈。丁酉夏初，江君镜泉子后午前咳嗽痰多，并见筋骨酸痛，食少神疲等症。余诊之，脉来缓弱，知是脾虚寒侵，用理中汤加味温补而愈。此数症也，或表或里，或虚或实，或寒或热，如法施治，应手奏效。故先哲有言，咳嗽虽责之肺，而治法不专在肺③，诚以咳嗽受病处不尽属于肺也。今人但知咳不离乎肺，凡见咳嗽即以辛药治之，一切咳嗽不因于肺者，缠绵不已，永无愈期。迨至劳症将成，乃归咎于肺气不充与肺阴不足。今试问气何以不充，阴何以不足？非缘过服辛药肺经受伤之故欤？使能先其所因，不沾沾于治肺，则咳早平而金不受困，其得失为何如耶？

咳嗽吐血大肠火证

吐血一症，有心、肝、脾、肺、肾之分，或咳血，或呕血，或唾血，或咯血，或间血丝，或成盆成碗。辨清表里阴阳，寒热虚实，按症施治，无不愈者。特恐病家自认

① 火郁……最难治也：语本《丹溪心法》卷二。
② 大令：明清时对知县的尊称。
③ 咳嗽……不专在肺：语本《医贯》卷四。

为劳，医家亦误认为劳，畏首畏尾，因循从事，贻误滋多。庚寅冬，余客济南，杨君景澄病咳嗽吐红，医用地榆、归尾、前胡、橘红等药治之，旬有余日，转重转剧，来延余诊。切其脉，濡而数，右尺独疾，舌跟有紧贴黄色薄苔，明是大肠火逆，上灼肺金，咳伤血膜，血随痰出。遂宗朱丹溪法，用三黄泻心汤加味，数剂吐红止，咳嗽平。后又减三黄，加参、耆，调理而愈。丙申正月初，余旋里，吾友李经谊病，据云初起不过咳嗽，未几气喘，未几吐血，延今月余，病益加剧，腰痛不堪。余切其脉，右尺滑疾，明是大肠火盛，上冲于肺所致。用槐花降气汤，一剂大便下紫黑血，咳喘渐平，再剂吐血止，腰痛轻，后承是方加减而愈。此二君也，一则体瘦，一则体肥。肥人多湿，故燥而清之；瘦人恶燥，故润而清之。受病虽同，用药是异，未可混施耳。或以泻心方用大黄苦寒为疑，余曰：火盛则血不归经，用大黄无他，不过泻亢甚之火耳。李士材曰：古人用大黄以治虚劳吐衄，意甚深微。盖浊阴不降则清阳不升，瘀血不去则新血不生也①。所恐俗工辨症不明，遇内伤挟寒，亦用大黄，罔不杀人。盖阳虚阴必越，营气虚散，血亦错行，须用理中汤、甘草干姜汤以温其中，血始归经，较前二症或寒或热，有天壤之别，不可不知。

---

① 李士材曰……新血不生也：语见《本草从新》卷四。李士材，即李中梓，字士材，明末清初医家，华亭（今属上海）人，著有《内经知要》《诊家正眼》《本草从新》等。

喘因伏暑证

喘之为病，有风寒，有暑湿，有痰壅，有气郁，有水气上泛，有火邪上冲，致喘者不一端，要不越表里、寒热、虚实之分。先哲有言：治病以辨症为急，而辨喘症为尤急。盖见庸工治喘，拘守偏见，不能随症施治也，兹姑举其一。壬辰秋，余至天津，适张汉卿观察①病气喘甚剧，终夜不得卧，绵延已月余，邀余往诊。脉虚细数，审是夏季伏暑未清，阴虚火升为患。用润气汤加石羔一剂，喘嗽平，能安睡矣。后承是意加减，两旬余而愈。当初治时，有闻方中用石羔，传为大谬者。愚思症起六月，暑邪内伏，非石羔不解，何谬之有？彼以石羔为谬者，殆患喘而不敢用石羔者也，否则辨证不明，误用石羔治寒喘，未得其法者也。夫仲景续命汤、越婢汤等方，俱加石羔以为因势利导之捷诀。李士材治烦暑致喘，用白虎汤。古人治火邪上冲，喘不得息者，罔不藉石羔以为功。盖暑喘用石羔，犹之寒喘用干姜，虚喘用人参，实喘用苏子，不遇其症则已，既遇其症，必用无疑。俗流信口雌黄，原不足辨，所不能不辨者，此等喘症最顽，愈未几时，倏焉②又发，投剂稍差，贻误非小。丙申冬，刘伟斋大令之令郎病

---

① 观察：唐代在不设节度使的地区设观察使，职级略次于节度使，省称"观察"。明清时用为道员的尊称。

② 倏（shū书）焉：迅疾貌。

喘甚剧，数日一发，发则头痛身热，转侧呻吟，苦不可堪。余切其脉，右部虚数，左更微不可辨，按久又似有数疾情状，知是阴虚阳盛。与以冬地三黄汤，喘势渐平。继减三黄，进以参、芪，调养而痊。丁酉夏，因劳复发，他医以头痛身热为外感而用温疏，以形瘦脉微为中虚而与补益，病势又剧。余仍前清养法治之，旬余而愈。可见喘系宿疾，多由气质之偏，不得以寻常脉证相例，总恃临证者随时论病，随病论治，阴阳虚实辨得清耳。

呕哕虚寒证

呕哕有气血多少之分，有寒热虚实之异。实而热者，清之泻之，可以即瘳；虚而寒者，温之补之，不能速愈。壬辰秋，余客天津，张鸿卿观察来速余诊，据云夙病呕吐，延今偶触凉风，即泛冷涎，若将哕逆者然。余切其脉，沉细而迟，知是积寒久郁，非用大热药不足消沉痼之逆冷，不能复耗散之元阳。用四逆汤加味，重剂与之，每剂用附子一两，共服至百数十剂，宿恙始痊。或问：附子禀雄壮之质，用至一两，不嫌多乎？答曰：大寒症，非用斩关夺将之药不治。惟附子能通行十二经，无所不至，暖脾胃，通膈噎，疗呃逆，同干姜则热，同人参则补，同白术则除寒湿如神，为退阴回阳必用之味。近世疑而不用，直待阴极阳竭，而用已迟矣。古人于伤寒阴证厥逆直中三阴及中寒夹阴，虽身热而脉细，或虚浮无力者，俱用附子以温理之。或厥冷腹痛，脉沉细，甚则唇青囊缩者，急须生附以温散之。东垣治阴盛格阳，面赤目赤，烦渴引饮，脉来七八至，按之即散者，用干姜附子汤加人参。余于此症，附子外又加干姜、吴萸、白术、人参，共服至百余剂而止，可见阴寒固结，非重剂不为功也。

反胃噎膈寒热证

饮食之后，气忽阻塞，如有物梗者，名曰噎；心下格拒，饥不能食，或食到喉间，不能下咽者，名曰膈；如食下良久复出，或膈宿吐出，名曰反胃。症有寒热虚实之分。己丑夏，同邑张姓室病噎膈症，据云患已三年，初起数旬一发，今则五日一发、三日一发，饮食减少，大便燥结，较前尤剧。余诊之，脉虚濡细涩，右关独滑数。其时天气甚热，病者独穿夹衣，畏寒不已。知是胃脘热滞，清不升，浊不降，中宫失健运之司。治以开关利膈汤加石羔、枳实，一剂，舒快异常；二剂，夜半腹中忽痛，便泄一次。复诊，脉象右关已平，余部亦起，去石羔、枳实，参用旋覆代赭汤，后又加四君子汤调补而愈。丁酉秋七月，应试金陵，柯受丹观察嘱为汪君鹤清治一反胃症，据云前病外症，愈已半年，后渐神倦体疲，食入即吐。余见其鼻准有红紫色斑如豆大，切其脉，六部滑数，尺尤有力，知是肠胃宿火未清，浊邪因之上乘，非通下窍不可。初进承气汤，去川朴，加滋清药，呕吐即平。继进地冬汤加味，月余而症悉愈。此热者清之、实者泄之之一症也。

壬辰冬，余客天津，苏州庞某患反胃月余，清涎时泛，食入即吐，神疲体倦，羸弱不堪。人以吐为肝风，迭进平肝之味，不效，延余往诊。脉象迟弱，知是胃中无阳，命门火衰所致。以附子理中汤加肉桂、丁香，数十剂而病愈。

甲午冬，余旋里，同邑毛君寿礼病噎膈二年，食少胸闷，痿惫殊甚。余切其脉，细缓无神，知是虚寒痼疾，非重剂温补不可。用四逆汤、理中汤等方加味，症稍平。十数剂后，渠寄书问余，意欲速效。余答云：治病如行路，路有千里，仅走数里，即期速到，恐医药中无长房缩地法①也。嗣后附、姜热药俱增至一两与八钱，据云服至年余，病始痊愈。此寒者热之、虚者补之之一说也。或见后证药热，迥异前证药寒，问其所以异。余曰：太阳之人，芩、连、知、柏可常用，虽冬月亦如之。太阴之人，参、附、桂不绝口，虽暑月亦如之，此气质之不同也。然有时苦寒太过，素畏热者转而畏寒；辛热太过，素畏寒者转而畏热，此又气质之变易也。总之，或寒或热，随证论定。见为热，治以寒，事宜急，缘火性至速，迟恐不及也；见为寒，治以热，事从缓，缘火有功候，九转丹成②，非十二

---

① 长房缩地法：喻快捷之法。长房，即费长房，《后汉书·方术列传》载费长房从壶公学仙，未成辞归，能医病，鞭笞百鬼，一日之间人见其在千里之外者数处，因称其有缩地术。

② 九转丹成：循环反复提炼九次，为道家炼丹之最高要求。此指用温热药须以缓为治。

分功候不办也。故余遇热症用寒药，轻者一二即疗，重者不过数十剂，并须加壮水药以制之。至遇寒症用热药，轻者亦易疗，重者必须数十剂，甚至百余剂。累月经年服温补药者，无他，水之性缓而用可急，火之性急而用转缓。譬如以水洗物，可以一洗即净，以火煮物，不能一煮即熟，其势然也。且清火后必归本于扶脾，补火后必急顾其真阴，又有以火济水、以水济火，次第布施之道焉，非漫汉可以从事耳。

头痛实火证

头痛一症，在伤寒门有直中、传经之别，而传经中又有太阳、少阳、阳明、太阴、少阴、厥阴之分。至于杂症，更有偏头风、雷头风、气虚、血虚、痰厥、肾厥、客寒犯脑、邪火上冲、破脑伤风、大头天行①之异。所病在头，而所因不尽属于头。辛卯春，济南有王妪，患头痛甚剧。人用荆芥、防风、蒿本②，是头痛治头之见也，痛劳愈酷，日夕呻吟。余切其脉，数而弦，知是阴不胜阳，阳亢无制，上凑至巅，迫而为痛，前用风药，犹火焚而复煽之耳，风助火势，火借风威，痛故不可忍。治当滋水熄木，以清下法折之。冬地三黄汤加元参、羚羊角，一剂大便润，痛即平。又合生料六味丸意，加减治之而愈。后余

---

① 大头天行：即大头瘟。
② 蒿本：藁本。

入都，闻有一人病火冲头痛颇重，延西医治之，用猪脬五，盛冰于中，头顶前后左右各悬其一，彼以为邪火上冲，用寒冰遏之，则火衰而痛可平。不知寒从外逼，火将内攻，症之轻者不过多延时日，或可无虞，若遇重症，尤恐火气攻心，挽回莫及。在西人以寒治热，较俗工以风助火，已胜一筹，然何如用清下法折之，一服即平为愈乎？

面痛虚寒证

面为阳明部分，而阳维脉起于诸阳之会，皆在于面，故面痛多属于火。惟火有虚火，有实火，实者可清，虚者不可清。乙未，余客上海，有张姓妾，小产后两眼中间常有一星作痛，病已经年。问之诸医，莫名所以然。余切其脉，细弱而迟，知是平素血亏，小产后血尤亏，血亏则气亏，气亏即火亏。遂合当归补血汤、胶艾汤加吴萸、牛膝、肉桂为方，温补而愈。考《内经》察色篇①，以两眼之间属心。《经》又云心之合脉也②，又云诸脉皆属于目，西医亦云心体跳动不休，周身血脉应之而动。可知脉为心血贯注之所，目又为血脉交会之所。今两眼间作痛，其为心中血虚无疑。何则？经云诸痛皆属于心，又云诸痛皆属于热，又云心主血，心恶热。夫热，阳也，血，阴也，阴

① 内经察色篇：即《灵枢·五色》，该篇有"下极者，心也"语。下极，两目之间。

② 心之合脉也：与下"诸脉皆属于目"句皆本《素问·五脏生成》。

非阳不生，阴非阳不守①。阴耗则阳气独胜，无所依附，势必循脉上浮，凑于两眼之间，安得不痛？余以补血为君，补气为臣，补火为佐，引热下行为使，病果应手而效。在《麻衣相法》指两眼中央为山根，吾将以山根痛名之，附于眉棱痛、眼眶痛之后云。

心胸痛虚寒证

心痛一症，《灵枢》有肾心痛、胃心痛、脾心痛、肝心痛、肺心痛、真心痛之分。盖五脏之滞，皆为心痛。《金匮》用九痛丸治九种心痛，后人以饮、食、气、血、寒、热、悸、虫、疰别之，虽祖此义，实未尽《内经》之旨。约而论之，要不越阴阳虚实。然实而属阳者易瘳，虚而属阴者难愈。庚寅冬，余至山东，有友朱汉舲患心胸痛，或数日一发，或一日数发，如是者六七年。余切其脉，濡数少神，知是肝脾心痛，既寒且虚。与以温补重剂服之，有小效，无大效。因思症系中空，甘草可满中，并能缓急止痛，仍前方，加炙甘草至一两，痛果大愈。但此症由境遇不遂所致，且患已数年，除根不易。其时有谓：炙草一味，前方已用五钱，今又加至一两，毋乃太多者？余曰：甘草生用气平，炙用气温，其性能协和诸药，故有国老之称。昔仲景甘草汤、甘草芍药汤、甘草茯苓汤、炙

---

① 阴非阳不守：按文义当作"阳非阴不守"。

甘草汤以及麻黄、桂枝、葛根、青龙、理中、四逆、调胃、建中、柴胡、白虎等汤，无不重用甘草，惟遇呕吐肿满，酒客诸湿症，概禁不用，则以用药治病有宜忌之分也。世俗治病，不明宜忌，甘草一味，重用不敢，不用不能，凡立一方，但用数分，以为如此乃两全之计也，不知其计愈巧，其识愈庸。汪切庵[1]曰：时医用甘草，不过二三分而止，不知始自何人，相习成风，牢不可破，殊属可笑[2]。曷为可笑？盖笑其庸耳。

腹痛宿证

腹痛一症，有热有寒，有气有血，有浊有虫，有实有虚，有内停饮食，有外感风寒，有霍乱，有内痈。治苟如法，虽数年宿恙，不难应手奏功。壬辰冬，余寓天津，苏州严某，每于申时后子时前腹中作痛，上乘胸脘，甚至呕吐，静养则痛轻而缓，劳乏则痛重而急，病经十年，医治不效。余切其脉，虚细中见弦数象，知是气血两亏之体，中有酒积未清，故至申子二时蠢然欲动。尝见书载祝由科[3]所治腹痛症一则，与此情形颇合。惟彼专去病，故用二陈汤加川连、神曲、葛根、砂仁；而此则病经多年，正

---

① 汪切庵：即汪昂，清代医家，字切庵，安徽休宁人，著有《医方集解》《本草备要》等。

② 时医……殊属可笑：语本《本草备要·甘草》。

③ 祝由科：祝由，祝说病由，是古代以祝祷方法治病的名称。见于《素问·移精变气论》。宋代医学有书禁科，元代设祝由科，明沿置，即用符咒禳病者。

气既虚，阴血亦损，法当标本兼顾。因师其方，加参、术、地、芍治之，服至十数剂，病果由重而轻，由轻而痊矣。当此症初愈时，十年夙恙，一旦奏功，人闻其异，索方视之，以为效固神奇，药乃平淡，莫名所以然。殊不知治病原无别法，不过对症用药而已，药与症合，木屑尘根皆生人妙品，岂必灵芝仙草始足却病以延年？

少腹痛火证

少腹正中为任冲分野，厥傍①为厥阴肝经分野。其痛满有三，曰燥结，曰热结，曰血结，皆为内有留着，非虚气也。甲午，都中有胡某，少腹气痛，上冲两胁，日夕呻吟，甚且叫号，并见面赤汗淋，溺少便结等症。来延余诊，切其脉，痛极而伏，按之许久，指下隐隐见细数而浮之象，审是阴不济阳，阳气炽张，横逆无制所致，法当微通下窍，使浊阳不上干，诸症斯已。用清润汤加羚羊角，一剂二便通，痛遽②平，后承是方加减而愈。时有自命为知医者，进而问曰：热则流通，通则不痛。凡治腹痛，总以温痛为宜。今用清利，其偶然乎？答曰：固哉，子之论治病也。夫热则流通一语，是与寒则凝滞对待而言，通则不痛一语，是统言寒热虚实，"通"字当作"和"字解，犹言和则不痛也。今子牵合言之，是诬书之通者而不通

---

① 傍：同"旁"。
② 遽（jù据）：很快。

矣，其能令病之不通者而通乎？且温通与清利，治法何常之有？子谓治腹痛总以温痛为宜，此等识见，真如井底蛙。蛙日处井中，因以为天极小，只有寒气与湿气，殊不知井以外风、火、燥、暑四气较寒湿而倍之，并寒湿二气久之亦从火化乎？况乎五志之火，六欲之火，七情之火，人固无在不与火为缘乎？惟寒邪初中，寒食留结，或房劳致损，或力役致伤，与夫病久误治致虚，则不得用清利之剂，又当温而通之，更温而补之。总之病无定情，治无定法，可温则温，可清则清，可通则通，可补则补，随症论治而已。若执一见以治病，其不误人者几希。

疝痛新久虚实证

《内经》云：任脉为病，男子内结七疝[①]。冲疝、狐疝、癫疝、痕疝、溃疝、水疝、厥疝[②]是也。又有偏坠，膀胱气，小肠气，其病亦与疝等。或因寒积，或因湿热，或为气，或为血，或为虚，或为实，治之者明辨无讹可矣。乙未，余寓上海，有宁波孙某患疝症，据述腰以下牵引作痛，丸囊皆肿，午前轻，午后重，病经四年，屡治不效。余切其脉，虚数细弱，知是下焦湿浊未能早除，留恋四年，真元受损已极，非大为补正，更佐温化不可。用十

---

① 任脉为病……内结七疝：语本《素问·骨空论》。
② 冲疝……厥疝：按此七疝之名本《医宗必读》卷八，惟"癫""溃"二字属同字异体，其义则一，应属有误。

全大补汤加川楝①子、橘核、吴萸为方，数十服而愈。丙申春，王君舒仲患左丸偏坠，有筋作痛，牵连及腰，脉来沉数，尺较有力。知是湿热蕴伏下焦，非急为清化不可。余用大力军汤加川黄柏、制僵蚕为方，十数服而愈。庚寅夏初，余客天津，杨艺芳观察之族侄某，病小腹痛，牵引睾丸，转侧呻吟，势不可忍，并时见吐逆等症。医与温补药，不效，饮食少进，夜寐不安，病情尤剧，来延余诊。脉象迟缓而涩，余思温补颇是而不见效，缘桂、附不得干姜不热也。仍前方，加干姜五分，服后吐逆即平。惟少腹及肾丸痛如故，而脉象顿数，盖前此火为寒郁，今则寒从火化，治有先清而后温者，亦有先温而后清者。阳以济阴，阴以济阳，调剂焉，底②于平而已。用地黄汤去山茱，加川连、黑栀，数服而愈。以上三证，一则温而补之，一则清而导之，一则始温补而终清理之，均应手而效。可知疝症虽小，不能执一法相绳也。

腿痛气血虚实证

腿痛一症，有气、血、风、湿、寒、热、虚、实之殊，治法亦有标本之别。戊子冬，吾同里友杨怀冰，因母患腿膝痛，不能屈伸，稍动即酸楚难忍，经数医诊治，饮食减而神益疲，邀余往诊。余切其脉，虚数而涩，知是衰

---

① 楝：原作"连"，据集成本改。
② 底：同"抵"，达到。

年气分不足，偶因劳乏，经络停瘀所致。用补中益气汤、桃仁四物汤加减为方，两剂后痛若失，屈伸自如，饮食增，精神亦振。或问其故，余曰：治病之道，譬如行路，由东至西，咫尺间事耳。君子遵道而行，顷刻可到。若令盲者处此，东西迷于所向，虽劳劳终日，卒不能尽其程，无他，明不明之分也。夫人当半百以后，中气就衰，勉力劳役，停瘀致痛，症虽实而气益虚。彼误为痛风者无论矣，其明知血瘀作痛，恣用破耗之剂，而不见效者，亦治其末未顾其本，犹之以寇治寇，恶者未能去，善者已罹其殃，究非上策。余用补中益气法以扶其正气，更佐养血行瘀法以祛其邪滞，正固而邪自去，邪去而正益理，所谓仁至义尽，王者之师，犹有不获安全者，无是理也，

痢疾表里寒热虚实证

今之痢疾，即古之肠澼，其症有表、里、寒、热、气、血、虚、实之殊。辛卯秋，入都应试毕，李新吾太史①来速余诊。据云腹痛后重，下痢甚剧，五月初起，绵延至今，百有余日，日十数次，似脓似血。前医曰烂肠瘟，时用附子，时用大黄，时用人参，时用莱菔子，温凉补泻，诸法迭试，均不见效。余诊之，脉象细疾，面色黑瘦异常，舌苔黄薄贴紧，知是邪盛正虚，垂危之症。用神

① 太史：明清时修史事归翰林院，因称翰林学士为"太史"。

效治痢散、补中益气汤加减治之，共三阅月而安。壬辰夏季，佑三观察至北通州①，适病痢，以书速余往，黄昏时余始至。诊其脉滑而数，知是跋涉长途，感受时令湿热所致。与以葛根治痢散加味，天甫明，痢已愈。合观二症，可知治新病易，久病难矣。然而治痢之难，犹有数端。一则宿恙除根，一则刻期奏效，一则老年不能食，一则孕妇胎下坠。庚寅，余客天津，刘伟斋大令患血痢，已七年，医药不效，秋七月问治于余。切其脉，虚细弦数，知是宿垢未清，本原已弱。合益气汤、地黄汤、神效治痢散治之，服二十余剂而愈，嗣后旧恙竟不复发。乙酉，应试金陵，七月杪②，秦君湘臣病痢甚剧，日夕数十遍，盛君葵臣代延余诊。切其脉，浮紧沉数，知是浊邪内蕴，寒邪外束。合香薷饮、治痢散加减治之，约以七日为期。至八月初四日，果大便如常，眠食俱安而愈，是年即举孝廉③。壬辰，天津官电局④书吏沈姓母，患痢月余，日念⑤余遍，食少神疲，用八珍汤加味而愈。己丑，同城小河沿酒业王姓妇，孕已数月，腹痛下痢，胎动欲坠，用补中益气汤加味而愈。此数症者，皆投剂辄效者也。又有以重药治重

---

① 北通州：今北京通州区。
② 杪（miǎo 秒）：末，此指月末。原作"抄"，据集成本改。
③ 孝廉：汉代选拔官吏的科目，明清时用作对举人之称。
④ 天津官电局：中国最早的官办电话局。
⑤ 念：同"廿"。

病，似不效而实效者。甲午秋，应试都门①，有余某患痢旬余。予诊之，脉来滑实，知是浊滞内蕴已深。治用毒痢捷效汤，服后腹痛异常，至明晨病已愈十之五六，再服，腹不痛而痢即止。可知驱邪如驱贼，贼势大盛，非力能攻而克之，彼必负固不服，迨夫巨魁既歼，胁从自散，与虚症之遍地疮痍急需抚养者，情形又大不同。然则痢乌可以一法治乎？虽然，痢之不能以一法治者，非迭用温凉补泻，以药试病之谓也。使以药试病，今日一法，明日一法，后日又一法，法愈多，病愈不可为矣。譬如有人于此患一虚病，吾治之，自初诊至复元只有补之一法，即或改方加减，亦如行路然，数武一曲，数里一折，吾不过循曲折而奔赴之，无用别启门径耳。设治病者一方补之，更一方泻之，又一方温之清之，是犹行路者不识东西南北，往来踯躅于其途，迨急不能择，挺②而走险，遗祸可胜言哉？丁酉夏初，余客天津，叶君云青之室病剧，来速余诊。据云向有肠澼宿恙，是年三月旧恙又发，延今两旬，胸闷腹痛，上吐下痢，日夕数十次，呻吟转侧，食不进，卧不安，症势颇危。余切其脉疾，右尤盛，知是新邪引动旧邪，中更停滞所致。用枳术和中汤、三黄解毒汤等方加减治之而愈。按此症痢疾转霍乱，较疟疾转痢疾更为危险，然而治效不难者，识路故也。

---

① 都门：京城。
② 挺：集成本作"铤"，义胜。

诊余举隅录

二六

泄泻阴阳寒热虚实证

《内经》论泄泻，或言风，或言湿，或言热，或言寒，又言清气在下，则生飧泄，要皆以脾土为主①。然泻久未有不伤肾者，且肾伤又有阴阳之异，肾阳伤，人皆知之；肾阴伤，人每忽焉。辛卯夏，余客济南，奇太守②病发热恶寒，头痛身痛，腹满便泄，旬有余日，来延余诊。脉大而缓，舌苔白腻，知是内伤寒湿，并非外感风寒。用理中汤加苍术、附片等味，数服而愈。丙申夏，余入都，杨艺芳观察病泄泻，日夕十数次，饮食减少，烦燥③不安，延余往诊。脉数，尺尤实，知是暑湿为患，惟年逾花甲，以顾正气为要。先合三黄汤、六一散，加白术、陈皮、砂仁为方，二剂便泄顿止，即改用补益法，不数日而康健如恒，若未病然。秋初，陶端翼主政④之子，年十二，大便溏泄，已经数月，食少气弱，病情颇剧，问治于余。切其脉，濡而缓，知是气血两虚，由虚致寒。用补中益气汤加熟地、牛膝、附子、干姜，数十剂而治愈。此三症：一为寒，一为热，一则脾伤及肾，为阳虚。寒者温之，热者清之，阳虚者补之，治泻常法，所谓人皆知之者也。至人所忽焉不察者，则有养阴一法。丙申冬，余将出都，有陈姓

---

① 内经……脾土为主：语见《医宗必读》卷七。
② 太守：清代对知府之称。
③ 燥：心焦急。
④ 主政：六部主事的别称。

室患泄数月，每日必泄五六次。医以为脾土虚寒，用白术以补土，附子以回阳，木香以止泻，便泄如故，而面烧、口燥、足冷、饮食减少、夜寐不安等证迭见，大似上热下寒，阳虚重症。余切其脉，两寸微甚，左关尺濡迟少神，右关尺滑数有力，乃知证系阴虚，非阳虚也。遂用生地炭一两，炒怀药、酸枣仁、丹皮、白芍、牛膝数钱，炙草、砂仁、黄柏数分，人参、煨葛根各一钱为方，一剂泻愈三分之二，脉象俱和，再剂夜寐安，口燥润，三四剂饮食甘，面烧平，两足俱温。或问病情奚似，余曰：此症如灯膏然。阳为灯，阴为膏，右关尺为灯，左关尺为膏。脉有力为灯有余，脉无神为膏不足。前用术、附等药，譬如膏欲尽而频挑其灯，灯火上炎，膏脂下竭，因见上热下寒之假象。使再燥脾补火，势必膏尽灯灭，阴竭阳亡。余为益阴以称阳，阴复其元，阳得所附，诸症以平，脉象亦起，所谓膏之沃者灯自光①也。渠又问用药法，余曰：治病无成法，随时论症，随症论治而已。如必以古法绳之，此即六味地黄汤、补中益气汤合用之意乎！以六味益阴为君，故重用地黄；以补中益气为佐，故不用黄耆；以方中有人参，故用六味汤而去山茱；以方中有地黄，故用补中汤而去当归。恐真阴不固，加黄柏以坚之；恐清阳下陷，加葛

---

① 膏之沃者灯自光：灯油充足灯光就明亮。膏，油脂。典出唐代韩愈《答李翊书》"根之茂者其实遂，膏之沃者其光晔"。

根以升之。盖葛根一味为泄痢圣药，昔张石顽①治虚损症，欲用补中益气方者，往往以葛根代升、柴，缘升、柴劫阴，阴伤者禁用故也，此制方之微权也。

大便不通虚寒证

大便不通，有风秘、痰秘、热秘、冷秘、实秘、虚秘之分。风痰实热，可用润肠丸、控涎丹、四顺清凉饮等方，若冷而虚，当用四神丸之类。壬辰七月，余至天津，杨鹤年之室，病大便不通旬有余日。人见舌苔微黄，唇口微焦，拟用下药。来延余诊，切其脉，沉而迟。余曰：沉迟为里寒，寒甚则水冻冰凝，投以大剂热药，犹恐不及，若之何下之乎？人曰：时当夏秋，似非冬月可比。大火炎炎，何至中寒若此？余答曰：舍时从症，古有明文。如谓燥热时必无寒症，则严寒时当无热症。昔仲景制大小承气汤，何以治冬令伤寒？可知夏热冬寒者，时之常，而冬不必热，夏不必不寒者，病之变。至唇舌焦黄，又真寒似热之假象。倘误认为热，投以硝、黄，热将不救。王太仆②曰：承气入胃，阴盛以败③。其斯之谓欤？用四逆汤、四

① 张石顽：即张璐，清初医家，字路玉，晚号石顽老人，长州（今属江苏苏州）人，著有《伤寒缵论》《伤寒绪论》《张氏医通》《千金方衍义》等。

② 王太仆：即王冰，中唐人，号启玄子，曾任太仆令，后世因称"王太仆"，为《素问》作注，其书为今传《素问》之祖本。

③ 承气……以败：语见《注解伤寒论》卷二。此句不见于王冰《素问注》。

神丸意，并加当归半硫丸为方，三剂，便闭依然。主人讶甚，嘱余改方。余曰：坚冰凝结，非用火煎熬至六七昼夜之长，其冻不解。仍前方倍与之，又三剂，夜半腹中忽痛，大便始通。时有识者愕然曰：如此炎热，吾谓热中者必多，不料此症腹中一寒至此。然则君子何待履霜始知坚冰之至①哉？后于热剂外又佐补剂，调治月余而安。使误认实热，用清下法，寒者必冰结愈坚，虚者即取快一时，来日必复秘愈甚，欲再通之，虽铁石亦难为功，可不慎哉？

痔疮热毒重证

痔证有七：一曰牡痔，二曰牝②痔，三曰脉痔，四曰肠痔，五曰血痔，六曰酒痔，七曰气痔。有藏肛门内者，有突出于外者，各审所因，治之可已。辛卯，应试都门，镇江葛某患痔颇剧，每便一次，肛门肿痛异常，必呻吟半日许，头面臂腕遍发疮斑。人误认气虚下坠，用补中益气方，病加剧。问治于余，余切其脉，六部数大，知是湿热蕴结，久久不化，酿而为毒，即肠痔、酒痔之类，非急为荡涤不可。用大承气去川朴，加川山甲、连翘、银花、生草为方，二剂痛轻，又二剂疮斑渐退。后合滋清法治之，

---

① 履霜始知坚冰之至：初履秋霜，即知严冬将至，喻见微知著。《易经·坤卦》："初六，履霜坚冰至。"

② 牝：原作"特"，据《备急千金要方》卷二十三改。

月余而愈。惟愈后当戒酒远色、少劳茹淡方妙，若不守禁忌，后必复泛，久而不瘥，将变为漏，慎之戒之。

淋浊新久证

小便不通有寒热、痰湿、气血、虚实之分，惟淋症则多属于热，寒者绝少，盖热甚生湿，故水液浑浊而为淋也。庚寅冬，余至济南，有徐某来延余诊。据云小腹胀满，溺涩不通，日夜涓滴，色赤而浑，病经五年，屡治不效。今夏忽重，入冬尤剧，溺后茎痛，下气上逆，喘急不堪。余切其脉，诸部濡数，惟左关尺数大，按之有力，知病久气血虽亏，膀胱湿热仍盛。遂用人参、耆、术以益气，地黄、黄柏以养阴，制军、甘草以清热，滑石、木通以利湿，僵蚕以化秽，青皮以行气，牛膝以下引，葛根以上升，标本兼顾，随症减增，数十剂而病愈。壬辰夏季，余寓都门，有刘某患浊，日夜淋漓不尽，前茎有筋胀痛，后连肛门，已十余日。余诊之，脉象滑数，知是浊邪正盛。以涤瑕荡秽之峻剂，下紫黑脓血无数，半月而愈。可知淋浊治法，初起即与荡涤，其病易疗，如后症是已。惟恐治不如法，邪气留变，势必频年不愈，如前症然。或问前症治法，余曰：此为复方，方中有阳有阴，有温有清，有补有泻，有降有升，一阖一辟，理最元妙。征之古方，殆东垣清燥汤意乎！在东垣制此汤，所以治体虚夹暑与一切湿热症，非为淋症设也。然淋至数年，正气已虚，入夏病加，暑邪自盛，溺浑茎痛，湿热尤多，按之清燥汤，治法颇合，余即师其意用之，病果应手而效。惟效后宜戒酒少劳方妙，否则食复劳复，甚易事耳，慎之。

遗精阴阳虚证

肾阴虚则精不藏，肝阳强则气易泄，故遗精惟肾肝为多。然亦有不在肝肾，而在心肺脾胃之不足者，又未可执一论。庚寅冬，余至济南，有黄姓某，五十余岁，精关不固，先遗后滑，病经一年，神疲气弱，痿顿不堪。频服六味丸，不效，来延余诊。脉象两尺细数，寸关虚大，知是阳气下陷，不能摄精。以补中益气汤加麦冬、五味固摄而愈。乙未，余寓上海，宁波沈某，二十余岁，形瘦色赤，咳嗽吐红，黎明梦遗，患已两年，医药不应，问治于余。余诊之，六脉滑数，左尺尤盛，知是阴虚有火。用六味丸去山萸，加元参、黄柏、车前，十剂火平，又十剂阴复。仍前法，进以参、耆调养而愈。此二症也，前系脾阳虚，后系肝阴虚，皆不足症也。然一阴一阳，判若霄壤。如当升补而反滋阴，元气愈陷；如当滋清而反补涩，相火愈强。不辨所因，谬然施治，病必加剧。又况郁滞积热与一切痰火为病，每致不梦而遗，尤非聚精、固精等丸所能奏效乎，总恃临诊者有辨虚实、审阴阳之权耳。

卷　下

中风阴阳虚实证

中风，有偏枯，有风痱，有风懿，有风痹，治法以气与血为本，外邪为标。乙未夏，柳君籽青自镇江至上海，中途劳乏，汗出遇风，卒中于阴，右偏臂胕无力举持，舌筋亦短而蹇于言。前医投以清疏药，不合，杨省臣太守代邀余诊。切其脉，右缓无力，知是肥人气虚，外卫不固。以独活汤、千金附子散、黄耆建中汤等方出入加减，调治而愈。丁酉春，余客天津，吴桥王检予大令患偏中风，以车速余往诊。右偏面肿，口喎言蹇，手不任持，足不任步，膝胫畏冷入骨，食不甘，寐不安，烦躁尤甚。切其脉，左盛右微，望其苔，右厚左薄，谂是劳倦内伤、风寒外感所致。用黄耆附子建中汤、防风散、桑菊煎出入加减为方，两旬余而愈。此皆阳虚以阳药效者也，然又有阴虚当以阴药效者。庚寅春，余至天津，刘稼民观察病中风两日，来延余诊。食不进，语不出，神昏气粗，两目上视，手足右尚能动，左已不举。切其脉，滑大而数，知是阴虚阳盛，木火挟痰火两相鼓煽所致。治以清火豁痰、平肝熄风之剂。明日复诊，神识清，已起坐。仍前方，佐以益阴补气法，月余饮食如恒，渐能步履，大可望愈。后余以事他适，路隔较远，其家另延他医，专任温燥药，绵延两月，阴气销亡，小便频数，夜更无度。此时急救其逆，征之古方，当用六味丸加五味子，而他医畏用地黄，不敢与服，病竟不起。噫！人之死生有定数，药之宜忌所当知。地黄一味，有生用者，有焙干用者，有以法制熟用者。《本经》① 主治实多散血、凉血、补血之功，故云久服轻身不老，并尊之为药中上品。世俗不察，以生地为滑肠，熟地为泥膈，视如砒毒，亦谬甚矣。夫用生地而滑肠，乃胃弱气虚之故，用熟地而泥膈，乃痰多气窒之由，此皆不明虚实使然。古方导赤散以生地黄与木通同用，泻丙丁之火。琼玉膏、固本丸、集灵膏以干地黄与人参、二冬并用，治血劳喘嗽唾血。六味丸、八味丸、四物汤均以熟地黄为君。盖熟地能填骨髓，长肌肉，生精血，补五脏内伤不足，与病后胫股酸痛，坐而欲起，目眈眈②如无所见等症，功用非浅小矣。乃后人又泥张石顽之说，谓地黄性禀阴柔③，如乡愿④然，似是实非，似利实害，虽病至阴虚火旺，五劳七伤，亦不敢用。岂知石顽之说犹言生地防滑肠，熟地防泥隔，欲人明辨用之，非屏地黄于无用之地也。王好古曰：生地黄治心热，益肾水，其脉洪实者宜

---

① 本经：即《神农本草经》。

② 眈（huāng 荒）眈：目不明貌。

③ 地黄性禀阴柔：《张氏医通》卷十四："第恐地黄、牛膝辈阴柔之药。"

④ 乡愿：貌似正确而实非。典出《论语·阳货》。

之，若脉虚者宜熟地黄①。如此明辩其义，则地黄一味无往不受其益矣。

痿因湿热证

痿由肺热，传入五脏，热蒸则湿郁，气机为之不利，与风病外感善行数变者不同。乙未，余寓上海，刘君润甫之室，病起夏秋，缠绵数月，偃息在床，起坐无力，手足软弱，不任举持，来延余诊。切其脉，大而滑，知是夏令湿热蕴久不化，气分受伤，致成痿症，与草木在暑日中热气蒸灼，枝叶皆痿软下垂无异，非得夜来清气涵濡，则生气必不能勃然。遂用清燥汤法加减治之，月余而症悉愈。丁酉，余客天津，夏初，潘黎阁观察为其孙缙华病久不愈，来速余诊。据云患已数月，延今手足心热，盗汗不止，胸胁胀闷，抽搐作痛，两腿酸不任地，痿弱如废。余切其脉，寸关虚缓，尺部滑实，知是上盛下虚之假象，当舍证从脉，作上虚下盛治。用补中益气汤、郁苓五苓汤等方出入加减治之，两旬余而愈。论二症治法，即前哲泻南方、补北方②之意也。然或以泻为补，或以补为泻，或补与泻两相需，用意时有不同，又况兼食积挟瘀血，痿症常有之。余尝佐以消食浚血③诸法，始能奏效。随症论治，

---

① 生地黄……熟地黄：语本《汤液本草》卷三。

② 泻南……北方：语出《难经·七十五难》。南方，指心火。北方，指肾水。

③ 浚（jùn郡）血：活血。浚，疏通。

岂可以一法尽乎？

痧麻虚实证

痧麻之邪，由阳明腑上蒸手太阴经，而又为外寒所遏，故初起必见咳嗽身热等症。用辛平药以治外，滋清药以治内，此大法也。然症有虚实之分，治有标本之别。戊子春，内亲蒋子重，病经两旬，来邀余诊。发热无汗，遍体麻粒，哕逆时作，便泄不已，舌苔灰黑，厚腻而干，脉象虚微，按之欲绝，神昏气弱，呼之不应，势甚可危。余思此症，正气虚极垂脱之时，即有外邪，概从缓治。用高丽参五钱，煎汤先饮，并用十全大补汤去茯苓，加陈皮、煨葛根为方，大剂投之。两剂神气稍振，能进稀粥，呕哕便泄亦止。惟身热未清，是外邪不能自达也，仍前方加紫苏。或谓既服大补药，不当用疏散药。去而服之，身热如故。余曰：病中止虚，补之则安，固不容散。若中虚又有外邪，补与散实两相需，今人不通此理，当补不补，因而当散不散，所以病多棘手。抑知东垣治阳虚外感，用补中汤加表药，丹溪治阴虚外感，用芎归汤加表药，补中寓散，用意最为元妙乎？仍加紫苏等药四味另煎，冲入饮之，一剂身热减半，再剂身热始清。即去紫苏，专服大补药，数十剂而病愈，愈后头面指甲浑身脱下如蜕，所谓灰黑舌苔亦落下一大片。辛卯春，余客山东，周君申之之室病痧麻症，前医投以清疏药，不受，饮入仍吐出，来延余诊。身热面赤，胸闷便泄，舌绛苔黄，脉滑而数，令按胸脘，内觉硬痛，知是温邪发外，物滞阻中。前药只可疏邪，不能导滞，所以饮药入内，格而不通，阅时复吐出。仍前医方，加消导药一二味与之，一剂吐泻止，胸闷宽，再剂身热清，能进粥饮。后又清养之，调补之，满身皮脱而愈。此二症也，前则由病致虚，后则由滞致病，随时论症，权其因而治之，病自应手而效。乃世俗不察，气既虚而不知补，胸有滞而不知通，何哉？

霍乱阴阳寒热虚实证

霍乱一症，有触冒寒邪者，有感受暑热者，有停滞饮食者，其致病有上下浅深之分，有阴阳虚实之别。来势极速，拟议不及，或吐而不泻，或泻而不吐，或吐泻交作，或欲吐不得吐，欲泻不得泻。治法既不可专用寒凉，又不可偏用温补，至滋养消导，亦有时而必用，总恃随时论症，随症论治，始能奏效。若拘守成法，不知变通，杀人易于反掌。近年霍乱盛行，死丧频仍，皆呆守成法者误之。戊子，余授徒于家，及门梅诠生之父，夜半患霍乱，医治以来复丹等方，吐泻不止，势甚可危。天甫明，来延余诊，切其脉，细数无伦，面赤舌绛，苔黄而薄，腹痛时作，知是阴虚有火。用复脉汤，易麻仁为枣仁，去桂枝、生姜，加川连、白芍，服后吐泻即止，渐进粥饮。再仍是方加减，眠食俱安而愈。又同城小河沿郁长生之妇，孕已三月，患霍乱症，来延余诊。脉伏不见，遍体皆冷，惟两肩尚温，此为阴阳两亡。治以回阳为急，重用附子、干姜、高丽参，并加陈皮、炙草为方，一剂遍体转温，惟足扰冷，再剂两足亦温，能进粥饮。此时阳气偏胜，当顾其阴，去附子、干姜，加生地、白芍，数剂而愈。乙未，余在上海，福绥里钱姓小儿，腹痛吐泻，烦躁不安。其师俞梦池，是吾友也，来速余诊。切其脉，数而濡，审是暑邪内蕴为患。合三黄解毒汤、橘皮竹茹汤为方，一剂吐泻即止。其家更延医视之，医以为螺纹已陷，病在不治。俞君讶甚，又速予往。予见病机已转，告以保无他虑，令再服前药一剂。明日复诊，腹痛烦躁俱平，眠食亦安，复为调理而愈。又同邑费君伯勋，客居上海时，其室患腹痛吐泻，来延余诊。脉象迟缓，知是脾虚寒湿相侵。用理中汤加陈皮、蔻仁，数服而愈。又上海久敬斋王君翼亭之室，患干霍乱症，胸脘懊侬，肢体麻木，不吐不泻，来延余诊。脉象涩滞，知是秽暑凝结。用苏合香丸意治之，诸症渐平而愈。又丙申仲春，上海泰源庄某，患先泻后吐，饮食不进，医以为客邪外感，迭用汤药，不效。来延余诊，脉象模糊，令按胸脘，着手即痛，知是积滞阻中，并寒热二气不和所致。用枳术丸、姜连饮意合治之，服至两时许即欲饮食，接服二剂，诸症悉平而愈。此数症者，或益阴，或回阳，或清里，或温中，或解秽，或导滞，俱应手效，可知霍乱症未可以一法绳矣。然而世之乐善君子往往不惜重赀①，配一丹方，以治千变万化之病，其心诚善，其法则未善也。余尝默体是意，以为至不一之症，而欲以一法治之，治已病不如治未病，治重病不如治轻病。因拟就一方，用扁豆四钱，焦曲三钱，陈皮二钱，枳壳、郁金各一钱五分，块②滑石五钱，生草一钱，以方中重用扁豆、神曲，故称之曰"扁鹊神方"。戊子年，吾里霍乱极重，以是方传与亲友，凡有将吐将泻，或吐泻初起者，及早服之颇效。十月初，至城南前横镇，有谈行村姓谈名蒙显者，一家止夫妇子三人，早起同时吐泻。其邻人代觅痧药，与余遇诸途，询知其故，以是药三服与之，傍晚其夫愈，妻与子病如故。余又以是药两服与之，夜半均愈。乙未六月，余在上海，其时霍乱颇盛，苏友俞梦池索是方，寄归其乡，据云是药甚效。盖扁豆、甘草、滑石理脾胃而消暑湿，神曲、陈皮、枳壳、郁金消积滞而利气机，上下既通，清浊自分，则中宫之撩乱可定。药性平和，当与六和等汤并行不悖，较诸时传丹方实为稳便。丹方药味峻烈而偏，用之得当，顷刻生人，用之不当，亦顷刻杀人，不如此方有利无弊。且品味寻常，价值亦廉，无论穷乡僻壤，不难预置，以备不虞。倘有欲吐欲泻者，即与一服煎饮，重者可轻，轻者即愈。若服之太迟，则不效矣，所谓救患于已然者难为力，防患于未然者易为功也。至于病之

---

① 赀：通"资"，财物。《说文通训定声·屯部》："赀，假借为资"。
② 块：原作"魂"，据集成本改。

险且危者，又非此药所能疗，须速请高明治之，慎弗因循而自误。

疟表里阴阳①虚实证

疟有中三阳者，有中三阴者。在太阳为寒疟，在阳明为热疟，在少阳为风疟，在三阴为湿疟，远者为痎疟，症有表里寒热虚实之分。己丑冬，余居里门，及门刘子铣患疟，间日一发。人见形体瘦弱，并有盗汗，疑为虚象，与以补剂，旬余病益剧。余诊之，面色晦浊，脉象浮紧而弦，知是表邪尚盛，治不可补，补之适助其邪。用小柴胡汤去人参，合香苏散以疏解之，数剂即愈。丙申冬，余至天津，刘君斐然患三阴疟，已经数月。迭进疏解药，盗汗体疲，饮食减少，夜寐不安，来延余诊。脉象虚弦，知是正气亏极，阴分亦损。用补中益气汤加桂枝、干姜、地黄、鳖甲，十数剂而治愈。以上二症，一表一里，一实一虚。表实则祛邪，里虚则补正，皆治疟常法。然又有始疟而不终于疟者，似疟而不得为疟者。壬辰冬，余客津门，周庚五观察之夫人，患疟七日，忽然神昏，气促汗多，谵语不已，来延余诊。脉虚微濡数，审是少阳客邪袭入血室所致。用小柴胡汤去甘草、半夏，加生地、丹皮、桃仁、红花，一剂谵语平，诸症减。再承前意，加味补益之，数

---

① 阴阳：原脱，据目录补。

剂即安。其后周君谓余曰：当初诊之夕，药虽煎就，吾疑此方与疟邪不合，及既饮以后，乃知此药竟神效非常。道之所以异于人者，固如此乎？答曰：何异之有？不过随时论症耳。此症初起，邪在少阳，故寒热往来。继则少阳客邪乘月水之来潜入血室，所以神昏谵语。至气促汗多，非气虚所致，即药误使然。如法而治，应手何疑？所虑者人之执一不通耳。丁酉四月杪，余客津门，小站①右营文案②丁君铁臣，患病十余日，口渴烦躁，胸腹拒按，溺赤便结，寒热间日一发，症势颇危，以车速余往诊。脉疾无伦，约有十至，知是温邪夹滞，由少阳侵入少阴，所以寒热如疟。用元丹汤、羚地枳实汤、承气汤等方出入加减，治之而愈。若以小柴胡常法治，其能转危为安乎？

卷下

四一

水肿阳虚阴虚证

内为胀，外为肿。其症有气、有血，有虫，有单腹，不独水之一症也，而一症中又有阴阳虚实新久之殊。治法总以健脾为主，余随症之所因，按症施治可矣。丙申秋，余客都门。有罗某患水肿，半年转重转剧。余治之，用五皮饮加白术等味补益而愈。丁酉夏，余客天津。吕鹤孙别驾③患水肿症，初从腹起，继则头面四肢皆肿。余切其脉，

---

① 小站：地名，在今天津东南。
② 文案：官衙中掌管档案、起草文书的幕僚。
③ 别驾：清代对通判之称，知府的佐官，掌粮、盐等事。

浮举缓大，沉按细弱，知是脾虚湿侵。用黄耆建中汤、理中汤、五皮饮、五苓散加减治之而愈。此皆阴水为患，故治从乎阳，若系阳水为患，又治从乎阴。甲午，余客都门，正月初，叶茂如中翰①邀余往，为温姓治一水肿症。据云向有痰饮，时发时愈。去年秋冬之交，痰饮又发，初起咳嗽气喘，继而头面四肢浮肿，缠绵三阅月，愈治愈剧，今则胸闷腹胀，饮食不进，饮水即吐，溺涩便结，烦躁不寐，已十余日，诸医束手，以为不治，奄奄一息，将待毙矣。切其脉，细涩沉数，舌苔微腻而黄。余思此症外象虽危，并非败象，不过正虚邪盛，治少专方耳。合加味肾气丸、舟车丸、五皮饮、麦门冬汤法，以意去取，配成一方。明日，主人贻余一纸书，曰昨晚服药后，至今晨病已愈十之三四，并约再诊。余视之，病势果轻，仍用前方加减，又服三剂，病情大减。或问其故，余曰：此症始终不外脾土一脏，脾土之用，可借西医之说明之。西医言近胃处有甜肉一条，甜肉汁入胃，饮食自化。夫甜肉即脾，脾本甘所生也，甜肉汁即脾中精汁，盖脾脉至舌本，以生津液，便是精汁也。凡人饮食入胃，全赖脾中精汁入胃为之运化。此汁苟亏，阴不济阳，阳气上蒸，痰饮发矣。今人一见痰饮，便用白术、半夏等药以燥土，土中精汁被药劫干，生气全无，隄②防失职，肿胀成矣。又用猪苓、泽

---

① 中翰：清代对内阁中书（掌撰拟、记载、翻译、缮写等事）的别称。
② 隄：同"堤"。《篇海类编·地理类·阜部》："隄，亦作'堤'。"

泻等药以导水，贼水未除，真水已竭。其始不过脾土阴伤，未几土不生金，金不能制木，木克土矣，又未几金不生水，水不能制火，火刑金矣。脾肺肾三脏俱病，危症所以丛生。余以益脾土之阴为君，以养肺金为臣，以滋肾水为佐，更以通调二便为使，是即朱丹溪治肿胀之意，又即《内经》洁净府、去菀陈莝①之意。盖治水之法，如治河然，既补虚以厚其隄，复泻实以导其流，水自安澜，无虞泛溢矣。后承是方，随症轻重缓急治之，月余而痊。惟此等重症，痊后当加意调补，务使起居如昔，饮食胜常，方为复元。否则正气未充，旧恙易泛，发一次，重一次，虽有神丹，恐难为力，慎之戒之。

自汗阴阳虚证

自汗有心、肝、脾、肺、肾之分，又有阳虚、阴虚、亡阳、卫不固、外感风湿、内因痰火、阴盛格阳诸症。而世之遇自汗者，概作阳虚治，虽曰古法，未免执一不通。辛卯春，余客济南，陈巽卿观察自汗不止，来延余诊。脉象虚微，是为阳虚，势将汗脱。以十全大补汤加味，温补收涩而愈。夏，又患自汗，复延余诊。脉象细数，是为阴虚，与前此阳虚迥别。即以洋参石斛汤加味，清理滋养而愈。按前后症出自一人，而前为阳虚，后为阴虚，不同如

① 洁净府……陈莝：语本《素问·汤液醪醴论》。

此。然则春秋寒暑，天时犹有常也；南北高下，地宜犹有常也；贫富劳逸，人事犹有常也。即如春夏有时暴寒，秋冬有时忽温，西北有地向阳，东南有地背阴，贫贱有事快心，富贵有事劳力，天、地、人虽错综变化，犹可以常理测也。独至随时论症，随症论治，诚有可意会不可言传者。若胶柱而鼓瑟，毫厘之差，即千里之谬矣。

盗汗血虚非祟证

盗汗，有血虚证，有血热证，有少阳证，有阳明证，有酒客睡中多汗证，或因汗出合目后并见谵语等情，遂以邪祟疑之，愚甚矣。丁亥，同里俞道生之母，来乞《易经》一部，据云儿病月余，初起头痛，继而盗汗，延今神昏谵语，目上视，食不进，溺器如新，无秽浊气，病势已危。昨延巫问之，巫言有鬼为祟，禳之不应，思有以镇之，并求治于余。余审是血虚所致，以十全大补汤去肉桂，加五味、麦冬为方，一剂谵语平，二剂盗汗止，调养旬余而愈。愈后，或问：巫言有鬼信否？余曰：鬼胡为乎来哉？人苟此心常存，临天帝，质神明，鬼将敬惮不遑，安得而祸福之？惟其人乞怜昏暮，蓄计阴私，无时不与鬼为缘，鬼于是侮之弄之，时而为福，时而为祸。若夫平人，疾痛疴痒乃事之常，于鬼何与？而有时求神祷庙，亦足愈病者，盖病家藉此收心养性，较诸庸医误药，犹胜一筹也。此不服药为中医①之说也。

厥逆血虚证

厥有寒厥、热厥、痿厥、痹厥、煎厥、薄厥、风厥、暴厥、骨厥、肝厥之分，或表或里，或气或血，或虚或实。辨清施治，危者可安。特恐躁心乘之，必多贻误。壬辰八月，天津有某姓子，病经月余，厥逆时作，而且两腮肿胀，饮食不进，来速余诊。脉象虚浮细数，知是阴虚生热，热甚生风，并感时气所致。以滋养兼清化法治之。两服后肿消厥止，又用滋补法调理之。未及两旬，眠食俱安而愈。惟病愈后两目有时昏暗，余云：此系真阴不足，非调养半年，不能如常，朱丹溪所谓阴虚难疗②是也。主人以为迂阔，误听人言求神可速效，设坛于家，专服乩方③，又八阅月而殒。呜呼甚哉！邪说之足以惑众也。如神仙可召而来，丹药可求而得，则汉武诸人虽至今存可矣。而不然者，书符弄鬼，直妖孽耳，驱而逐之，亦不为过。而人顾信此以殒其身，命乎？非命乎？

眩晕阴阳虚实证

《内经》论头眩多属于木，以木能生风，风主运动，

---

① 不服药为中医：《汉书·艺文志·方技略》："有病不治，常得中医。"

② 阴虚难疗：语本《丹溪心法》卷一。

③ 乩（jī机）方：求神占卜所得的药方。乩，一种占卜方法。

故时目旋而头眩也。其症有阴阳虚实之分。乙未春，余寓上海。有程姓闺媛，早起必头眩欲呕，甚至呕吐酸水，饮食不进，患已多年，医药罔效。曾请治于西人，饮以药水，似效又不甚效，来延余诊。脉象左部弦数，知是肝阴不足，与以益阴汤加味，投剂辄效。丙申冬，余至天津。陈特夫大令室，病经二年，转重转剧，头晕目干，胸胁攻痛，心中荡漾，不自主持，来延余诊。脉象洪数，知是肝阳有余。用羚羊清血汤法出入加减，调治而愈。乙未冬，余客上海。钱君昕伯病偏中风，言蹇足痿，神疲食减。医治两月，忽患头眩甚重，卧不能转，稍动即旋，来延余诊。脉左三部虚细，右关尺数大，左象为阴虚，右象为阳盛。遂用羚芍地黄汤以益其阴，参连和中汤以治其阳。二剂头眩若失，起坐自如。此三症也，或为不足，或为有余，或为不足中又有余邪未净，要皆风木为患，治法故大同小异。然更有太阳漏汗不止而头眩，阳明风病善食而头眩，汗吐下后气虚而头眩，素因怯弱血少而头眩，火载痰上而头眩，正气虚脱而头眩，妇人经水适来而头眩，易病真元耗脱而头眩，寒热虚实，各自不同，未可以一法尽矣。

目赤寒热虚实证

目赤有三，一曰时眼，二曰热壅，三曰气毒。古书用羌活胜湿汤、蝉化无比散①、龙胆汤、蕤仁膏等方，大率辛凉苦寒之味为多。病久致虚，又有明目地黄汤、益气聪明汤，与一切养阴理气之剂。他若四生丸、补肾丸、夜光椒红丸等方，大抵治肾中火衰，目无精光之宿疾，非治新害赤眼也。而余谓病无定情，治无定法，目症亦然。丙申秋，余入都，吾友赵剑秋病目，红而不肿，溺赤便结，脉来数盛，知是暑火内伏，风火外然所致。余用凉膈散去芒硝，加元参、麦冬、僵蚕，数服即痊。越半月，因劳复发，误饮人耗散之剂，以致流泪羞明，较前更剧，又延余诊。切其脉，濡细而数，盖缘病后写作过劳，又因误药劫伤真阴所致，是为重虚，非急与滋补不可。以羚羊、地黄、阿胶、白芍、麦冬、生草、蒺藜、花粉、车前为方，数剂病势渐平。胃气不旺，仍前方去花粉、车前，加党参、白术，调理而愈。甲午秋，都中有戚某，害眼颇重，潘君爽卿代延余诊。两胞赤肿，痛极羞明，珠旁有浮白痕，若生翳然，脉来虚迟细弱。审知此人气血本虚，由虚致寒，适因恼②怒动肝，肝木虚火，上乘本窍，以致赤肿。所谓真虚似实，真寒似热，此症是已。法当引之使下，非若外感之火可用清下法折之也。遂以熟地、吴萸、干姜、肉桂、当归、牛膝为方，并嘱冷饮，两服即平，后又加黄耆、党参、白术、炙草补益而愈。此二症也，前用古人目

---

① 蝉化无比散：《太平惠民和剂局方》卷七作"蝉花无比散"。
② 恼：原作"脑"，据文义改。

赤法治之，后取火衰宿疾意治之，病皆应手而效，可知症之寒热虚实有必辨，而新久之说可不拘已。

咽喉虚实证

咽喉二窍，同出一脘，异途施化。喉在前，连接肺本，为气息之路，主出；咽在后，下接胃本，为饮食之路，主纳。故《经》云：咽喉者，水谷之道也，喉咙者，气之所以上下也①。其症有寒热虚实之分。辛卯春，余客济南，高君仲闻之妾患咽痛，饮食不进，夜寐不安，身热便闭，病势颇危。用符祝针砭法治之，不应，来延余诊。脉象洪大，审是温邪内蕴，不能下达，迫而上升所致。用三黄泻心汤加石羔、小生地。一剂痛减，二剂痛平，后以清养药调理而愈。乙未夏，余寓上海，有张姓某喉辣心震，举发不时，病由劳怒后得，已经半年，问治于余。余切其脉，浮细而数，知是藏液不充，虚阳上乘所致。以四君子汤加白芍、山茱为方，数剂症减，后更调治而愈。此二症也，一用苦降，一用甘温，俱应手奏效，乃咽喉病之轻者。他如缠喉风、走马喉风，双单乳蛾、喉疔、兜腮痈、喉疮、喉瘤、肺绝喉痹、经闭喉肿、梅核气诸症，轻者亦易疗，重者则至险。考古治法，皆急于治标而缓于治本，以咽喉为要隘之地，缓则伤人，故治标为急耳。

---

① 咽喉者……上下也：语本《灵枢·忧恚无言》。

牙跟肿痛证

牙痛不外风、火、虫、虚，肿痛连腮，风火为多，时症常有之。世每疑为外症，误矣。丙申冬，余客都门，王苕臣大令左偏牙跟连腮肿痛，延余往诊。脉数，左尤有力，审是外风引动内风，兼挟痰火为患。治以加味元丹汤，二剂肿消痛止。惟牙跟有粒未消如豆，王君疑是外症，令外科治之，复肿如前，烦躁不安，又延余诊。脉象涩滞，舌苔灰腻，知为误药所致。仍用前法，二剂即平，再加调理而愈。盖病发于表，根则在里，无论非外症也。即遇外症，凭理立方，亦能奏效。丁亥，余授徒于家，及门李浩泉少腹生一疽，跟盘约四寸许，外科名为肚痈，贴以膏药。余知之，令去膏药，治以白虎涤邪汤法，二剂即消。乙未夏，余寓上海，有李姓某，左腿生疽二，一大如碗，一小如杯，痛疼异常，坐卧不便。余切其脉，滑大而数。与以一甲黄龙汤法一剂，已成脓者溃，未成脓者消。丁酉春季，余寓天津，有事至武备学堂①，适崔君少和病海底②肿痛不堪，有类悬痈。余诊之，脉右关尺数大沉实，知是肠胃湿热下注。治以黄龙解毒汤，二服即平。此三症也，均属外症，以内症法治之，随手奏功。可知外象悉本

---

① 武备学堂：即天津武备学堂，建于光绪十一年（1885），为中国第一所陆军军官学堂。
② 海底：指会阴。

内因，内患既平，外虞自弭。凡事如是，治病其小焉者耳。

阴症辨诬证

前哲言：左右手脉来沉细，身热面赤足冷，即是夹阴伤寒[1]。此为色欲内伤外感，于是病由房事后得者，概以阴症名。癸巳，余客都门，有王某房事后忽病憎寒振栗，体倦神疲。医以为色欲内伤，准是阴症，投以温剂数日，神识昏愦，转重转危，来延余诊。切其脉，细而涩，酷肖虚寒，惟口燥唇焦，便闭溺赤，其象与阴症迥殊，知是邪热内郁。遂合凉隔散、解毒汤为方，二剂诸症悉减，再承是方清理而愈。按此症乃真热似寒、真实似虚之假象也，谬以阴症目之，岂非大误？汪讱庵曰：房事饮冷患伤寒，亦有在三阳经者，当从阳症论治，不得便指为阴症也。世医不明，妄投热剂，杀人多矣[2]。叶天士曰：房劳而患客邪，不过比常较胜，未必便是阴病。近代名贤讹传阴症，伤人实多[3]。余为推原其故，盖病人缘房事后自虑其虚，医者即不问所因，但知迎合为务，误温误补，以致邪无出路，转辗内攻，病虽至死，莫测其非，天下不白之冤孰有甚于是者乎？是皆寒热虚实辨症不清之过也。丁酉，余客

---

① 左右手……夹阴伤寒：语本《伤寒溯源集·附录》。
② 房事饮冷……杀人多矣：语本《素问灵枢类纂约注》卷中。
③ 房劳……伤人实多：语本《三家医案合刻》卷上。

天津，夏初，有同乡某，年未及冠①，新娶后内热殊甚。人疑肾劳水亏，误用枸杞、元武版②等味，以致神疲体倦，烦闷不堪，来速余诊。脉象沉数有力，审是春夏之交，温邪内发，非清利不可。用三黄汤加味治之而愈。可见因症用药，效如响应。俗工不知，妄为臆度，轻者转重，重者转危，自误误人，洵非浅鲜，盍即前人名论作当头之棒喝乎？

阳症辨诬证

凡人一身，只阴阳二气，阳气生发，阴气皆化为血，阳气不足，阴气皆化为火。治法实火可泻，虚火当补。辛卯春，余客济南，有孙某患病月余，目赤唇裂，喉痛舌刺，吐血盈碗，症势颇危。前医用清火解毒之味，盖闻其人好服丹石，以为药毒迅发故也。迭饮不效，来延余诊。余切其脉，浮举似洪，沉按则细，知是命火外灾③，无所归宿所致。用引火归元法，桂附八味丸加人参、牛膝为方，投剂辄应，数服而愈。此乃真寒似热之症也，与阴盛格阳、阴极似阳治法相同，与阳气有余、药用寒凉者迥别，个中辨法，全以脉为凭。薛慎斋曰：人知数为热，而不知沉细中见数为寒甚。真阴寒症，脉常有七八至者，但

---

① 冠：冠礼，古时男子二十岁时举行，以示成人。
② 元武版：玄武版，即龟板。
③ 命火外灾：命门虚火上炎。

按之无力而数耳①。是寒热真假之辨也。且内伤与外感，治法亦异。外感宜散，可用姜附汤；内伤宜补，须用桂附八味法。《仙经》②曰：两肾一般无二样，中间一点是阳精③。其象横则为☵坎，竖则为☵水，中间一点真阳，乃生身生命之原。不知闭藏，日加削伐，以致龙雷不守，厥而上炎，非补水中之火不可。六味，补水也，桂附八味，补水中之火也。真阳得补，返归其元，热自收矣。使误假为真，恣用寒剂，祸如反掌，不可不慎。

冰炭异治证

前哲云：久病咳嗽，声哑者难疗。又云：左侧不能卧者为肝伤，右边不能卧者为肺损，新者可治，久者不可治。又云：久嗽脉弱者生，实大数者死。又云：咳而呕，腹满泄泻，脉弦急者死。又云：咳嗽见血，似肉似肺，如烂鱼肠，此胃中脂膜为邪火所烁，凝结而成，方书咸谓必死。执此而论，似遇前项症情，万无生理，而抑知不然。丙申冬，余客天津，启泰茶叶店主人方君实夫之室，病经一年，医治已穷。其友许绳甫，是吾友也，代邀余诊。据云初起咳嗽眩晕，继而头痛，未几头痛减轻，咳嗽加重，面肿肢冷，自汗耳鸣，夜不能卧，痰中间血如脂，音哑咽

---

① 薛慎斋曰……无力而数耳：语出《医方集解·祛寒之剂》。

② 仙经：一般为道书的泛称。今人王家葵有《仙经考略》（《宗教学研究》1997 年第 2 期），认为三国左慈著有《仙经》，已佚。

③ 两肾……阳精：语见《摄生总要·摄生秘剖》卷一。

疼，胸前胀满，大便溏泄，每月经来两旬始尽，色见淡红，腹必胀痛，症象颇危。余切其脉，实大而疾，知是伏火久积，阴不济阳，所谓难疗、不治、必死者近是。此时风散不能，温补不得，惟有滋清一法，然恐杯水车薪，终不能胜，遂合犀角地黄汤、羚角石羔汤，重剂投之，并饮冰雪水以佐之，共服羚角、石羔各斤余，犀角一两，冰水数碗，生地等药无数，而后病始霍然愈。或闻之，惊为异。余曰：何异之有？所患者世俗之庸耳。天下惟庸人最能误事，以迟疑为详审，以敷衍为精明，以幸免旁人之指摘为是，以迎合主人之意见为能，虽病至转重转危，犹莫求其所以然之故，此诚大可悯矣。夫症有轻重，有浅深，轻者浅者，略投轻剂，便可望愈。若来势极重，宿积尤深，非峻剂多剂，不能挽回。譬如衣服新染油污，一洗即去。若系宿垢，即迭洗亦不能遽净，必浸之润之，更刷之括之，几费经营，而后洁然若更新焉。无他，新久之势殊也。是月也，同乡左某因小星①病，亦邀余诊。据云初起服龙胆草，以致病剧，继饮吴萸、桂枝等剂，稍间②。延今缠绵数月，头痛且眩，卧不能起，稍坐即旋，畏寒特甚，嗳气不已，腹满食微，症又转重。余切其脉，左弦数，右微缓，知是肝阴与胃阳两伤。合羚芍地黄汤、理中汤出入加减治之，诸症渐平。或问其故，余曰：是症也，

---

① 小星：指妾。典出《诗经·召南·小星》。
② 间（jiàn 见）：病愈，此谓缓解。

由误服龙胆所致。盖龙胆苦寒泻肝，误饮入胃，胃亦受戕。人第知龙胆寒肝，不复思其寒胃。恣用吴萸、桂枝，肝阴受灼，风阳以升，而胃中积寒仍不能化，所以见阴阳两虚之象。阴虚，用羚芍地黄以补之，阳虚，用参术干姜以补之，此正治也。所异者，汤药外更用炭火炙腹，腹中有声如爆竹状，胀满即觉减轻，较之前症用冰雪水，一寒一热，迥乎不同，故连类及之。

天人参治证

世之称医道者，每曰术究天人，诚以天有六气，人有七情，病虽千变万化，其大致要不外是。甲戌夏，予与友汤某雇一叶舟，偕往澄江应试。黄昏解缆后，汤某齿缝见血。据云前患衄血两次，盈盆盈碗，几濒于危，今又有血，将若之何？余切其脉，浮大而数，询是当午阳盛之时负日而行，背受薰灼所致。因令舟人去一窗板，嘱伊起坐，以背承其夜气，觉冷，然后安眠。伊惧曰：又添感冒奈何？余曰：以凉治热，以阴济阳，适可而止，何感冒之有焉？依法试之，果愈。壬辰，余客天津，湖南太守周君之仆，病胸满食少，脉象虚细无神，余与以温补之剂。周君谓伊中有所郁，恐不任补。余问何郁，答云：昨接家书，知母不悦其妇故。余曰：是为虚也明矣。凡人之情，怒则气上，悲则气消。此等家事，身亲其境者决无怒理，只自悲耳。服药数剂，果愈。此二症也，一于天时中尽人事，一于人情中见天理。何谓天时？昼与夜是；何谓人事？取夜之凉治昼之热是；何谓人情？念父母、顾妻子是；何谓天理？不敢以爱妻之故迁怒其母是。盖惟尽人事，可以济天时之穷，亦惟循天理，所以为人情之至。试质诸今之善识时务者与善用情面者，然乎否乎？

妇女经闭热寒证

女子二七而天癸至，天癸者，天一所生，自然之水也，随气流行，一月一见，其行有常，故名曰经。经至于闭，失其常矣。其病有外因六气而成者，有内伤七情而成者。乙未，上海有陈姓闺嫒，天癸数月不至，迭饮通经之剂，以致形瘦食少，咳嗽吐红，心中烦懊，夜寐不安。冬初，来速余诊。切其脉滑而疾，盖是年六月酷热异常，人感其气，蕴久不化，真阴销灼，阳气上蒸，血亦随之有升无降，经由是闭。余用羚羔清血汤二剂，症减；再用羚地益血汤二剂，症平。后参调经方意治之，天癸即至。丙申春，上海有刘姓妇，血闭不行，恶寒发热，五心烦躁，口苦舌干，面色青黄，病情颇重，来延余诊。切其脉，缓而大，审是经行时过食生冷所致。以逍遥饮、紫金丸意合为一方，数剂即愈。按此二症，一系火邪外感，一系生冷内伤，随症治之，病去而经自来，以是知专事通经无济也。且女子与妇人异，妇人与师尼异，师尼与倡伎异，随人而治，因症而施，庶乎可耳。

妇人痛经阴阳证

经来作痛，有胁痛，有腹痛，有遍身痛，有小腹痛，有经前痛，有经后痛，有经末尽作痛，有经已尽作痛，有吊阴痛，有小便痛，其形不一，所因亦殊。壬辰，余寓都门，有王姓妇，经来月迟一月，遍身疼痛，形色不鲜，恶寒喜暖，症情颇重，来延余诊。切其脉，虚而迟，知是阴血素亏，复感寒邪所致。用当归、川芎、乌药、白芷、干姜、川椒、陈皮、柴胡、炙草、白术为方，数剂经来渐早，痛势亦轻。后去川椒，加熟地、白芍，调治而愈。乙未，上海有李姓妇，每月经水先期而至，淋漓不尽，腹中攻痛不堪。余诊之，脉数舌绛，知是性躁多气，伤肝而动冲任之脉。合九味四物汤、滋阴丸意为方，数剂经来少缓，痛热亦平，后仍前方加减，调治而痊。或问：经水者，阴血也，妇人以血为主而中气多郁，郁斯滞，滞斯痛，治法似宜耗气益血。余曰：不然，当随时论症耳。夫气为血配，气热则血热，气寒则血寒，气升则血升，气降则血降，气行则血行，气滞则血滞。果系郁火气盛于血，不妨用香附散、肝气散与木香、枳壳、槟榔之类行气开郁。若夫气乱须调，气冷须温，气虚须补，男女一般。阳生则阴自长，气耗则血亦涸耳，岂可专耗其气哉？

妇人崩漏虚实证

非时下血，淋沥不止，谓之漏下；忽然暴下，若山崩然，谓之崩中。其症有虚实之分，实者易治，虚者难治，虚中有实者尤难治。丙申冬，余客天津，刘君伟斋之侄妇，月水淋漓不尽，已经数月，并见胸腹胀闷等症。余诊之，脉数，右盛于左，知是温邪内蕴，血不归经所致。用苓栀二物汤、槐榆清血汤加减治之，两旬而愈，愈后匝月①即孕，盖经所谓阴阳和而后万物生也。此实症易治之一证也。癸巳春，余客都门，水部②主政周君涤峰之室病血崩，每阅五日必崩一次，崩后第一日腹中稍宽，后又逐日胀满，至五日必复崩如故。绵延两月，夜寐不安，饮食尤微，面舌唇口并手指俱痿白无色。医投补气摄血之剂，病势如剧，来速余诊。脉象虚微，惟按左尺细数有力。余思此症系温邪袭入血室，血得热而妄行，以致浑身之血不能归经，久则血尽，气亦脱矣。人第知血脱益气，不知气有余即是火，不去其火，但补其气，非惟关门捉贼，抑且助纣为虐，何以望愈？因用桃仁承气汤加味，嘱仅服一剂。服后泻两次，腹中快甚。病者以其效也，又服一剂，仍泻两次。明日再诊，六脉虚微已甚，改用大补气血之剂，并加桂、附，调养而痊。盖此症正气虽虚，阴分深处尚有邪热未净，所谓虚中有实症也，非用下夺法，邪不得去，正无可扶。先泻后补，实常法耳。然药味太峻，不宜多服，接服二剂，未免过矣，幸速温补，始能复元，不然

① 匝月：满一个月。
② 水部：即工部下设之都水司，掌水道等事。

转而为危，谁执其咎？且不惟硝黄峻药不可或过，即寻常之味，亦以适病为宜。盖虚怯之人，陈皮多用数分，即嫌耗气；甘草多用数分，即嫌满中；藿香多用数分，亦嫌其热；白芍多用数分，亦嫌其寒，而况寒于白芍、热于藿香、满中甚于甘草、耗气甚于陈皮者乎？是不可以不谨。

胎前血虚气虚证

妇人二三月经水不行，疑是有孕，又疑血滞，心烦寒热，恍惚不定，此时调护非法，往往误事。辛卯正月初，余寓济南，张勤果①公以舆速余往，为大女公子诊病。据云去年小产后癸水仅一见，至今不至已三阅月。咳嗽间红，腹痛便溏，浑身骨疼，食少神疲，症情颇剧，人以为劳。余切其脉，细而数，即曰：非劳也，是胎也。胎赖阴血以养，阴血不足，内热自生。咳嗽吐红，火刑金也，腹痛便溏，木克土也。热久不清，诸症以起，前次半产，职是之故。因用复脉法，去桂枝、生姜，易麻仁为枣仁，加生地、白芍、川连、地骨皮为方。时有以川连为苦寒，生地、地骨为阴寒，非久病所宜，告余易去者。余曰：有是病始用是药，去之即不效。照方服之，一剂咳嗽平，吐红止，再剂饮食进，神气振，三剂腹痛便溏等症均愈。又阅数月，与以保产无忧汤，胎赖以安。癸巳春，余寓都门，

---

① 张勤果：即张曜，谥"勤果"，清代大臣，官至山东巡抚。

吾友冯念勤之室，本体素弱，且有腹痛便溏宿症，经水适两月不来，速余往诊。脉象虚细，按左关尺颇有和滑之致，大似育麟吉兆。主人疑气血太亏，未能受胎，防成虚劳。答曰：脉象已见，为胎无疑。用和中益气法治之。嗣后阅一月或两月，必延余诊，余仍前法加减。又阅数月，果举一男。大凡妊娠至三月名始胎，手厥阴心胞络脉养之，此时最易堕胎，不可不慎，缘心经火盛故也。至六七月后，苟非起居不慎，决不小产。再按月服保产无忧汤一二剂，尤妙。壬辰秋，余至天津，有一妇产后必大病。是年，其夫为未事之谋，问治于余。余以此汤与之，越两旬余，其夫来谢，盖此次产后，固强健胜常也。后客都门，有何姓室，胞浆水裂，已半日许，速余往诊。余即以此汤治之，夜半即产，平稳如常。可知汤名无忧，凡在产前，所宜多服，惟人之气质有不同，时之寒热有不同，用此汤时不妨略为加减。改而不改，古人当不以多事责余。譬之周因殷礼，殷因夏礼，所损益可知也①，因时制宜之道也。

堕胎血热证

妊娠至三月，最易堕胎，其说已详于前。然能调护如法，胎动无有不安者。某年月日，余与人治一胎动不安、腹痛见红症，有乙以胎动为气虚，重用党参、於术②等药。

---

① 周因殷礼……损益可知也：语本《论语·为政》。
② 於术：产于浙江於潜的白术。

初诊时，余令加入条芩、生地以佐之，服后痛止胎安，惟血未净。有癸在暗中以冷语恐主人，谓生地、条芩苦寒不可服。迨复诊时，乙与知癸，谋迎合主人意，专任参、术等味，概置地、芩不用。余曰：芩、地洵属苦寒，然合之参、术，一为两仪膏，一为安胎饮，以寒佐热，以阴济阳，实尽制方之妙。使去芩、地而偏用参、术，是如有昼无夜，有火无水，有春夏而无秋冬，有风日而无雨露，岂造化补偏救弊之道欤？余虽力辨，乙固不从，服药后腹果大胀，血亦大下。盖参、术等药补气太过，气有余即是火，火迫血而妄行，西医所谓有炭气①无养气②也，胎由是不安而堕。主人因是咎乙。乙谓戊曰：我辈被陈修园书所误。噫！是非古人误今人，直今人诬古人耳。夫古之医书，汗牛充栋，大抵为补偏救弊设也。如伤寒书重发表，所以救不发表之失；温病书重清里，所以救不清里之失；东垣书重补阳，所以救不补阳之失；丹溪书重滋阴，所以救不滋阴之失。而且重发表者未尝不清里，重清里者未尝不发表，重补阳者未尝不滋阴，重滋阴者未尝不补阳，可合众书为一书，可分一书作众书，默而识之，会而通之，酌而用之，化而裁之，是盖存乎其人。乃俗人只知取巧，读书不竟，取古人一二笼罩语、别致语，执守以论千变万化之病，是犹胶柱而鼓瑟，坐井而观天，不通甚矣。《关

---

① 炭气：即二氧化碳。
② 养气：即氧气。

尹子》^① 曰：遇微言妙行，慎弗执之，执之者，腹心之疾，无药可疗^②。然则执一不通者，腹心先成痼疾，不暇自疗而欲疗人之疾焉，乌乎能？

产后热滞轻重证

产后瘀血宜消，新血宜生，惟生化汤最当。考《本草》，川芎、桃仁、当归三味，善去恶血而生新血，佐以炮姜、甘草引入脾经，生血理气，化中有生，实产后之至宝也。然愚谓生化汤一方，所以治无病之常，非以治有病之变，既变而仍用常法治，断乎不可。间常入都，闻有产前血崩，产后服生化汤，以致昏痉而死者。又里中闻有产后服补药，以致胸胀满闷、口鼻流血而死者，此皆泥于产后宜温宜补，不知变通误之也。己卯五月，余室人新产三日，患热病颇剧，先严诊之，凉药外并用井水浸花露饮之，一夕花露尽，渴甚，取所浸井水饮之。半月后，先严告余：明日当用热药一剂。至明日午刻，室人果言气闷，窗牖洞开，闷终不解，即以热药浸冷饮之，少顷气闷释然。后又用清养药，调治半月而痊。是症也，初终俱服阴药，中间阳药一剂，殆如用兵然，移步换形，随时策应，岂拘守成法者所能梦见哉？时有谓服凉药太多，难望生育者。先严曰：多服凉药，正为生育计也。倘祛邪不尽，病

① 关尹子：道书，唐末五代时托春秋尹喜之名而作。
② 遇微言妙行……无药可疗：语见《间尹子·九药》。

必缠绵，尚可望生育乎？其后连得数胎，今已十数龄矣。

癸巳腊月，余由津入都。刘君伟臣之令媛，产后患冬温症。医泥产后，用药不敢过凉，绵延两月，热蕴不化，形乏气喘，夜不能寐，病情颇剧。脉来七八至，右尺按之尤有力，舌有偏近根处有老黄腻苔一片。余与清化重剂，喘平寐安，症情大减。正月初，天气骤温，衣服过暖，内热复炽，病势顿危。余诊其脉，数疾如前，喘促烦躁较前更甚。仍前药加犀角屑二钱，服后症稍平。减犀角，又服十数剂，脉象始和，舌苔乃退。丁丑，同邑青果巷薛仲梧之室，产后十余日，身热面赤，咳嗽气促，胸闷腹满，溺涩便闭。当时麻症盛行，前医疑为时邪，与以豆豉、浮萍等药，不应，来延余诊。切其脉，浮细而数，望其舌，苔腻而黄，审是积滞阻中，诸气为之窒塞。既不得以产后百脉空虚疑为虚怯，又不得以此时盛行麻症恣用清疏。用二陈汤加枳实、查炭①、焦曲为方，二剂诸症悉平，后以八珍汤调补而安。丁酉四月初，余客天津，孙慕韩观察之夫人，产后五日，患温症颇剧，来速余诊。头晕咳呛，耳鸣耳聋，牙床肿烂，胸腹胀闷，身热汗多，食不甘，寐不安，脉数，右寸关尤盛。综核脉症，知是温邪内蕴，误服柴胡、参须劫阴助火所致。用犀角地黄汤、羚栀枳实汤等方出入加减治之，两旬余而愈。此数症也，一则有热当

---

① 查炭：山楂炭。

清，即用治温热法清之，一则有滞当消，即用治积滞法消之，一则既热且滞，即合用治温热、积滞法清而消之，病皆应手而效。可知方书治病诸法皆产后治病之法。如遇虚寒症，自当温之补之，如遇实热症，不妨清之消之，随时论症，随症论治。在古人既以常法示后人以程途，未尝不以变法俟后人之取用也，特产后较平时略慎重耳。虽然，以上数症皆病之重者，故所药可重。若系轻病，药又不当重而当轻。壬辰春，余客都门。有殷姓室，产后患痧麻。医用大青、犀角等药数钱以清其中，又用荆芥、防风等药数钱以散其表，大剂投之，身热未除，胸中懊憹转甚，头痛腹痛身痛，神疲气促，饮水即吐，溺涩便结，呻吟转侧，苦不可堪。余切其脉，虚细而数，知是中气素弱，不胜外邪之扰，病本轻而药过重，所以加剧。譬如区区小窃，起数十营讨之，贼未能擒，乡间已受其扰，不如任用一二干役，擒之即获，再得实心办事之良有司劝导有方，即可化莠为良，安贴^①无虞。若小题大做，非办事之善者。因用川连、甘草、橘皮、砂仁各数分，石斛、白芍、竹茹、苡仁各一二钱为方，明日复诊，诸症释然，再加调养而愈。盖病重者药宜重，病轻者药宜轻，随症论治，无可混施。然而南人性缓，遇重病往往以轻药治，其意但求寡过而失之因循；北人性躁，遇轻病往往以重药治，其意急

---

① 贴：同"帖"。

欲见功而失之冒昧。冒昧固非，因循亦误，要惟两祛其失，为能一衷于是，此通权达变之人所以夐^①不可及也。

产劳辨诬证

产劳多因产理不顺，疲极筋力，忧劳思虑，又或将养失宜，感冒外邪所致，久之必见咳嗽等症。某年月日，余诊一妇，产后咳嗽便溏，脉象细数，声音清朗，无异常人。论其病，不过阴虚内热，而其家以为百日劳，刻期待死。噫！劳症果不可治，前哲于产后气虚咳嗽、骨蒸劳热、自汗盗汗等症，何以有用异功散、六味丸加麦冬、五味、阿胶、童便诸治法？可知症非无法可治，特恐治不如法耳。治苟如法，劳何由成？庚寅冬，余寓济南，沈君海帆之室，产后咳嗽，口渴自汗，食少体疲，百节烦疼，夜寐不安，绵延数月，大势似劳，来延余诊。切其脉，细数无伦，右关独滑，舌苔腻而微黄，知是阴亏气弱，中有宿火未清。用八珍汤去芎、归、白术，加石羔、黑栀、怀药、丹皮、陈皮为方，一剂症减，五六剂症平。再承前方，去石羔、黑栀，加黄耆、白术、当归，调治而安。或曰：产后用八珍是矣，去芎、归何也？答曰：丹溪治阴虚发热，用四物去芎、归，以芎、归辛温，非阴虚所宜用耳。或又曰：石羔、黑栀不嫌凉乎？余曰：前哲言治黎明

① 夐（xiòng）乎：高超貌。

嗽，非石羔散不为功。又言治虚人早起咳嗽，用补中益气汤加黑栀。盖中有宿火，非膏、栀不能清耳。总之病无定情，治无定法。谓产后不当服凉药则可，谓产后不必患热病则不可，谓产后既患热病不容服凉药则尤不可。以凉治热，千古不易之常经。先之以清火养阴，继之以扶脾开胃，庶乎邪去正安。否则，白术、黄耆[1]类能灼阴助火，投之不合，世俗将谓虚不受补矣。夫虚人决无不受补之理，要有不受补之时，时可补则补之，补自有功。时不可补而补之，补反为害。《元珠》[2] 曰：五行六气，水特其一耳，一水既亏，岂能胜五火哉？医不知邪气未除，便用补剂，邪气得补，遂入经络，至死不悟，又曰：劳为热症明矣，尚可补乎？惟无热无积之人，方可补之，必察其胃气及右肾二火果亏，后用补剂可也，所谓时也。

小儿急惊证

小儿仓猝骤然惊搐，名曰阳痫，从实热治。古人用凉膈散为主方，盖膈上邪热逼近膻中，络闭则危，故治法以清通膈间无形之热为先。若误认伤寒，殆矣。乙未夏，余从里门至上海，适李叔伦观察之小公子两岁，患惊风，一

---

[1] 耆：原作"著"，据集成本改。

[2] 元珠：亦作"玄珠"，"玄珠密语"之简称。据唐代王冰《黄帝内经素问注·序》，王冰曾撰《玄珠密语》，已佚。今传《素问六气玄珠密语》为后人伪托，且亦未见此语。

日惊五次。闻余至，夜半速余往诊。指纹青紫，直透辰关①，眉眼间绕有横纹，亦系青紫色，气促神昏，势甚可危。所幸面色沉晦中宝光时露，风火虽炽，真气未漓②。遂以芳香利窍法与清凉血分法次第治之，数服而愈。按惊为七情，内应乎肝，肝病发惊骇，木强火炽，其病动不能静，来最迅速，故治法亦急。如果窍塞神昏，牛黄丸、至宝丹、紫雪丹可用也；如果劫烁血液，犀角地黄汤可用也。方书有镇坠金石之药，有攻风劫痰之药，虽非常用，不可不考。

小儿慢惊证

小儿肌肉柔脆，脏腑怯弱，最易致病，多延时日，变症错综，饮食绝而脾虚，泄泻久而肾虚，元气无根，孤阳外越，每至壮热不退，酿成慢惊，即古所称阴痫是也。治法以理中汤为主方，重则十全大补之类。己巳，余从先严至城南前横镇浩正茶室内，见有一孩置墙根窗格上。先严问儿置此何为，主人曰儿将死。先严视之，曰不死，设法与治，越时渐苏。先严治病，奇效甚多。尝诏余曰：医者意也，读古人书，当师其意，以意治病，其技乃神。丁亥十月，余又至此镇西，有潘纪福之子，方三岁，病两旬

①　辰关：即命关。《针灸大成》卷十："三关者，手食指三节也。初节为风关，寅位；二节为气关，卯位；三节为命关，辰位。"
②　漓：薄弱。

余，面色痿白，大便时泄，俗所称慢脾风是也。前医与以清润之味，已服过半。余曰：此药幸未服完，若服完，恐不治矣。因师古人治阴痫意，用理中汤加附子、砂仁为方，一服泄止，再服纳乳，三服喜笑如恒，而其病若失。使执惊风之名，概用重坠之药，又或散风清火，豁痰破气，遗过将不可胜言矣。

小儿痘后危证

痘之出也，由肾至肝，至心，至脾，至肺，自内及外，自深及浅。古人治法，有用寒凉者，有用温热者，有偏于清下者，有惯于汗下者，有以脾胃为本，保元为主者，诸家议论，各自不同，后人随时论症，择而用之可矣。惟恐择之不精，用之不当，势必变症百出，转而为危。丁亥，余同邑张阳生孝廉嗣子，方四岁，痘后患泄泻，日夕数十次，绵延月余，烦躁不安，呛咳殊甚，纳乳又少，症势颇危。余诊之，脉象细而疾，舌苔薄而黄，知是脾肾两虚，余毒未净。以补中益气汤、六味地黄汤合三黄解毒汤，随症加减为方，一剂便泄愈十之八，再剂症平，头面手足胸腹毒发如疽，约十数处，盖正气得理，邪向外达也。主人并延外科治之，月余而愈。论症①后泄泻为元气有亏，烦躁为余毒未净。以其有毒而仍用凉解药，

---

① 症：疑为"痘"。

必至肠滑不已；以其气虚而峻用温热药，必至烦躁更加。余遵古复方之义，多方以应之，一益气，一养阴，一解毒，三者备举，诸症以平。如执一不通，安能竟收全效耶？

童劳辨诬证

自世有童子劳之说，于是幼年得病，久不复元，便疑为劳。抑知年甫成童，真阳未漓，治苟如法，劳何由成？辛卯秋，应试都门，陈聘臣太史之哲嗣公坦，年十四岁，病已数月，每日清晨醒后出汗，食少气弱。医以为童年怯症，迭治不痊，来延余诊。切其脉，濡而数，审是病由内热，有热不除，阴液受耗，故至阳气发动时阴不济阳，蒸而为汗。用益阴汤加味治之，数剂即愈。或见方中多阴药，因问：昔人云阳药象阳明君子，其过也人皆见之，阴药类阴柔小人，国祚已危，人犹莫觉其非，何也？答曰：是论药之性，非论以药治病之道也。以药治病，当立无过之地，苟有过焉，悔之何及？今设有一火燥症于此，用阳药则死，用阴药则生，将以阳药为君子乎？抑以阴药为君子乎？总之，病偏阴者当以阳药治，病偏阳者当以阴药治。治之无过，即阴药可作君子观；治之有过，即阳药亦与小人类。譬如阳亢之秋，以雨露涵濡者为君子；阴冱之世，以雷霆霹雳者为君子。阳以济阴，阴以济阳，不可偏废也，偏斯害矣。老子曰：积阴不生，积阳不化，阴阳交接，乃能成和①。此之谓也。

病有定凭治无定格证

病之有形者可望而知，有声者可闻而知，至无形无声处，须问而知，更切而知，此治病所以赖有四诊也。然而四诊中有正象，有反象，有真象，有假象，往往诸诊无可凭，偶得一诊以为确据者，固恃临诊时有神明之用耳。癸巳春，余客都门，有孙姓女公子患咽痛症。前医以其胸满闷，溺短赤，任用破气导湿之剂，症益剧，来延余诊。切其脉数甚，左尺独微，知是春温邪盛，水液受耗，非滋清不可。用白虎汤、冬地汤法加减，治之而愈。愈后旬有余日，前症复作。余诊之，身热汗出，烦躁口干，脉来滑数，舌中苔厚而黄，谂是饮食不节，温邪复聚为患。又用白虎承气汤法治之，两剂病不减。至再诊时，望见被褥太厚，始知病所以不减故，令去其半，告以症宜凉不宜温，投剂始效，十数服而病豁然。此望而知之一证也。丙戌秋八月，余同邑城南陆家溏陆大兴，患胸痛半年，请诊于余。面色唇舌俱赤，鼻息亦粗，脉象尤数，大致似有火郁。及问病状，深②答曰：稍感外寒，痛势连绵，必饮热烧酒，始能止痛。因知症系虚寒，一切面舌之赤，鼻息之

① 积阴不生……乃能成和：语见《文子·上仁》。文子，老子的弟子，《汉书·艺文志》著录有《文子》九篇。
② 深：声音低沉。

粗，脉象之数，是饮热烧酒所致。用四逆汤、理中汤等方加减治之，其痛即平。此问而知之一证也。癸巳秋，余入都。至某太史处，闻人笑语云：你太快活，故生病矣。阅时即有某舆夫来求诊。余切其脉，细而涩，因知所闻快活生病，殆此人也，遂用十全大补汤法补之。或以其形貌壮伟，且系劳力粗人，疑药不合。余曰：此盖色劳，其外虽强，其中实馁，非补不治。服药数剂，果大效。后询诸人，渠果香巢遍筑，如狡兔有三窟然。此闻而知之一证也。庚寅春季，余客天津，适同乡余君秋田病剧，速余往诊。上吐下泻，神识支离，不惟饮食不思，并碧霞膏亦不能吸，症象颇危。然余切其脉，虚细中尚有和缓之致，外象虽险，真气未漓。与以附子理中汤加味，吐泻即止。继进十全大补汤法，随时减增，共调治月余而愈。此切而知之一证也。比而论之，可凭者在此，即不可凭者在彼，总恃临证时于无可凭中求其着实可凭处，奉为定凭而已。至于治病之法，寒者温之，热者清之，实者泻之，虚者补之，有一病即有一法，药味无可乱投，即制方有大小，用药有轻重，亦皆各行其是，未可混施。然而有时寒热虚实，病情错出，治法亦不能不变通者，是又恃临治之人善为权度焉。丁酉春仲，余往吴桥，为王君检予治中风时，渠夫人亦病剧，日夕惊恐，合目尤甚，畏寒不已，头裹重绵，犹觉冷风袭入骨髓，身热有汗，胸脘时觉火烧，溺赤便溏，舌苔灰腻，脉时虚缓时滑数，时左盛时右盛。余先用加味八珍汤法补之，继用郁芩五苓散法泻之，更间用理中汤、三黄汤法以温之清之，终以参斛汤法加味调治之，居然逐次奏功，月余而症悉愈。或问：治病如行路，一病止一路，今之路何其多？余曰：路何尝多哉？不过盘旋往复，多费周折耳。此症气血极虚，中有湿热凝聚为患，故见症错杂如此。以其气虚有湿而用补气燥湿之剂，必至血耗，以其血虚有火而用养血清火之剂，必至气馁，合用之不能，专任焉不得，于是或补或泻，或清或温，随时以策应之。譬诸路有直捷处，亦有曲折处，遇曲折处仍直捷行之，必窒碍而难通。惟循途曲赴焉，斯曲折之路与直捷之路势虽不同，及其到也则一。尝闻人传述一种怪病，云其病已延数医，每易一医，初剂必效，再剂即不效，主人束手无策，坐以待毙。噫！此殆曲折之路误为直捷之路，故有行辄阻，天下岂真有怪病哉？所虑者，主人苦于不知，多方畏葸①，旁人不知而貌为知，妄献殷勤，此中贻误正多。故愚谓前症情形极重，竟能转危为安者，实渠子元常侍奉之力。元常于余相交有年，每谈医理，吻合无间，故余得曲折如志，与为诊治。设遇逆旅主人②，虽神明如扁鹊，亦莫可如何耳，只得诿之曰数③为之也，有命存焉而已。

---

① 葸（xǐ洗）：畏惧。

② 逆旅主人：主，当作"之"，指路途所遇素不相知的人，与上"元常于余相交有年"参看。

③ 数：运数，犹言"天命"。

自　记

　　诊余偶举一二证，引申其说，为王生攸芋（号祖佑）、胞侄晋蕃（号秋坪）等愤悱①启发之一助，其痛斥庸腐陋习处，不免言之过甚。余明知过甚而不能自已于言者，盖以医虽小道，人之性命攸关，安危所系，不比寻常细故，可以含混了事，粉饰过场也。至于审症实情，用药要法，参天人之奥，酌今古所宜，则又有《医学可观》一书。频年作客，未遑删繁就简，一俟订正，即公同好。若兹所录诸篇，不过一隅之举云尔。

阳湖陈廷儒菊生自记于倦游之室

---

　　① 愤悱：积思求解。《论语·述而》："不愤不启，不悱不发。"朱熹集注："愤者，心求通而未得之意；悱者，口欲言而未能之貌。"

校注后记

《诊余举隅录》，医案专著，二卷，清代陈廷儒著。

一、关于陈廷儒

陈廷儒，字匊生，清末江苏阳湖（今江苏武进）人，生卒年不详。据《诊余举隅录》，陈廷儒行医主要在清光绪元年至光绪二十三年（1875～1897）。该书柯铭序称"陈君匊生……早岁讲求医理，既得家传，而加以天资学力，迥非流俗所可同年语，中年客游南北，活人无算"。据《诊余举隅录》诸案时间，陈氏光绪十五年（1889）以前主要在家乡一带行医，其后至光绪二十三年则"客游南北"，足迹所及北京、山东、天津、上海等地，除行医外，同时参加科举考试。柯铭作于光绪二十三年丁酉的序称"今年需次金陵……得伏暑证……幸值匊生来应乡试"，这是陈氏第四次参加乡试，陈氏此前还参加过清光绪十一年（1885）乙酉科、清光绪十七年（1891）辛卯科、清光绪二十年（1894）甲午科的乡试，所以《诊余举隅录》中屡屡提到"应试都门""应试金陵""应试都门"。陈氏往往在应试之暇行医，如"辛卯秋，入都应试毕，吾友史怡之遣人持书邀余往诊"等。因长期在外行医，《诊余举隅录》中光绪十六年以后诸案几乎皆在客游之地，因而案中常有"余客都门""余客山东""余客济南""余客天津""余客上海"的说法。尽管陈廷儒似乎不专以医行世，却早在

"客游南北"之前便开始授徒。光绪十三年"丁亥，余授徒于家，及门梅锦培病感冒"，"丁亥，余授徒于家，及门李浩泉少腹生一疽"；光绪十四年"戊子，余授徒于家，及门梅诠生之父夜半患霍乱"；光绪十五年"己丑冬，余居里门，及门刘子铣患疟"，则其弟子已有梅锦培、李浩泉、梅诠生三人。书后所附陈氏"自记"又有"诊余偶举一二证，引申其说，为王生攸芊（号祖佑）、胞侄晋蕃（号秋坪）等愤悱启发之一助"语，则其弟子尚有王攸芊和陈晋蕃。陈廷儒所著除《诊余举隅录》外，尚有《医学可观》，陈氏视该书胜于《诊余举隅录》，称"至于审症实情，用药要法，参天人之奥，酌今古所宜，则又有《医学可观》一书，频年作客，未遑删繁就简，一俟订正，即公同好，若兹所录诸篇，不过一隅之举云尔"，唯惜其书不传。

陈氏长期"客游南北"，以行医为事，所治之案绝不止百余则。陈氏择 116 则合其父 2 则而成《诊余举隅录》，并题写了"自记"，署为"阳湖陈廷儒菊生自记于倦游之室"，虽未写明时间，但大致在《诊余举隅录》成书前后，此时的陈氏"倦游"而著书，想来已入老境。

二、关于《诊余举隅录》

1. 成书与版本

《诊余举隅录》成书于光绪二十三年（1897），书前有陈允颐、柯铭所作的两篇序，皆署该年。刊行则在次年，即光绪二十四年铅印本，该本扉页有"光绪二十四年戊戌孟春校印"字样。民国间裘庆元认为该本流传不广，将之刊入《珍本医书集成》。另有清抄本及1933年苏州国医书社铅印本。

2. 内容大略

《诊余举隅录》分上下两卷，卷下列若干题，如卷上有"四时感冒虚脱证""春温夹滞证"等25题，卷下有"中风阴阳虚实证""痿因湿热证"等29题，题下内容以论为体，夹叙医案，如"喘因伏暑证"题下先述"喘之为病，有风寒，有暑湿，有痰壅，有气郁，有水气上泛，有火邪上冲，致喘者不一端，要不越表里、寒热、虚实之分"的观点，而后举"张汉卿观察""刘伟斋大令之令郎"二案进行阐说，最终得出"喘系宿疾，多由气质之偏，不得以寻常脉证相例，总恃临证者随时论病，随病论治，阴阳虚实辨得清耳"的结论。各题皆名为"证"，有举证以论说的意思，并非"病证"或"证候"之义。如末篇名"病有定凭治无定格证"，开篇称"病之有形者可望而知，有声者可闻而知，至无形无声处，须问而知，更切而知，此治病所以赖有四诊也。然而四诊中有正象，有反象，有真象，有假象，往往诸诊无可凭，偶得一诊以为确据者，固恃临诊时有神明之用耳"，显然是为"病有定凭治无定格"的观点找寻"证据"的意思。

《诊余举隅录》载案 118 则，其中其父医案 2 则，余皆陈廷儒本人医案。各案叙述简明，层次清晰，能将理法方药一以贯之，颇有参考价值。如"春温夹滞证"中有案：

"乙未春，余客上海，凌少遗之母，年近花甲，患春温症，两旬后身热汗出，谵语神昏，食不进，寐不安，势已垂危，似不可治。来延余诊，切其脉，虚细而疾，望其舌，苔腻而黄，令按胸脘，问痛否，闻伊答曰痛，出话声音颇有清朗之致，外象虽危，中气未败。覆脉参症，明是邪入营室，阴液被劫，脘中更有积滞未消。用羚羊清营汤加枳实，二剂，热止神清，脉象亦静。惟神疲气弱，不思饮食，改用加减复脉法，二剂，胃气渐苏，神识亦振。再承前方去二冬，加黄耆、白术温补而愈。"

先述患者"年近花甲，患春温症，两旬后身热汗出，谵语神昏，食不进，寐不安"之症状，次述脉虚细而疾、舌苔腻而黄、胸脘按则痛及语声清朗等体征，而后判断其人"外象虽危，中气未败"，诊断为"邪入营室，阴液被劫，脘中更有积滞未消"，正合"春温夹滞"之病机，于是先用"羚羊清营汤加枳实"以清温祛滞，待热止神清脉静，惟见"神疲气弱，不思饮食"时，则用加减复脉法随证加减以益阴养气。

3. 学术特色

《诊余举隅录》与一般医案著作的明显不同在于非仅

为载述临证医案，而是择取经治之案以论说医理。陈廷儒从父习医，《诊余举隅录》中有两处记载，一在同治八年（1869），一在光绪五年（1879）。而书中陈廷儒自己经治最早的医案则在光绪元年，即"天人参治证"中所载"汤某齿缝见血"案，"天人参治证"尚有"湖南太守周君之仆病胸满食少"案。陈氏意在通过所列举的医案来表达"盖惟尽人事，可以济天时之穷，亦惟循天理，所以为人情之至"的行医理念。陈氏名其书为《诊余举隅录》，"诊余"是用药疗疾之外的功夫，而"举隅"不过举其例而已。综观全书，论说医理是大前提，而以医案为论说医理之资，案与论合为一体，议论切实而有据。《珍本医书集成》"提要"称其书"因读其一案，即可贯通或因寒、或因热、或因虚、或因实之同证各病，所谓举一隅反以三是也"，是客观的评价。

《诊余举隅录》阐说医理有引用前人之说者，但多随文而发，少有铺陈。如"东垣治阴盛格阳，面赤目赤，烦渴引饮，脉来七八至，按之即散者，用干姜附子汤加人参。余于此症，附子外又加干姜、吴萸、白术、人参，共服至百余剂而止，可见阴寒固结，非重剂不为功也"（呕哕虚寒证），又如"余以益脾土之阴为君，以养肺金为臣，以滋肾水为佐，更以通调二便为使，是即朱丹溪治肿胀之意，又即《内经》洁净府、去菀陈莝之意"（水肿阳虚阴虚证）。此种引证紧扣本体，并化入陈说的过程中，是为引证之直截而简明者。考察全书，引证不过《内经》《难经》《本经》《金匮》及张仲景、王太仆、李东垣、王好古、朱丹溪、李士材、喻嘉言、汪切庵、叶天士等十余家，绝无繁琐枝蔓之弊。

《诊余举隅录》还能融会中西医学来阐说病机。如"面痛虚寒证"中称"考《内经》察色篇，以两眼之间属心。《经》又云心之合脉也；又云诸脉皆属于目。西医亦云心体跳动不休，周身血脉应之而动。可知脉为心血贯注之所，目又为血脉交会之所。今两眼间作痛，其为心中血虚无疑"。又如"水肿阳虚阴虚证"中称"脾土之用，可借西医之说明之。西医言近胃处有甜肉一条，甜肉汁入胃，饮食自化。夫甜肉即脾，脾本甘所生也，甜肉汁即脾中精汁，盖脾脉至舌本，以生津液，便是精汁也"。"西医言近胃处有甜肉一条，甜肉汁入胃，饮食自化"句见于清唐容川《中西汇通医经精义》卷上，其书仅早于《诊余举隅录》数年，陈氏引用其文并阐说之，称"夫甜肉即脾，脾本甘所生也，甜肉汁即脾中精汁，盖脾脉至舌本，以生津液，便是精汁也"，可见其锐意新说，非墨守成规者可拟。

《诊余举隅录》用药平实简洁，各案习用方药较多，如补中益气汤、八珍汤、理中汤、二陈汤、独参汤、牛黄清心丸等。加减亦较简练，如治"痔疮热毒重证""用大承气去川朴，加川山甲、连翘、银花、生草为方"，治

"阳气下陷，不能摄精，以补中益气汤加麦冬、五味"等。部分方药则似为陈氏自拟方，如冬地归脾汤、槐花降气汤、芩知泻火汤等。

总 书 目

医 经

内经博议

内经精要

医经津渡

灵枢提要

素问提要

素灵微蕴

难经直解

内经评文灵枢

内经评文素问

内经素问校证

灵素节要浅注

素问灵枢类纂约注

清儒《内经》校记五种

勿听子俗解八十一难经

黄帝内经素问详注直讲全集

基础理论

运气商

运气易览

医学寻源

医学阶梯

病机纂要

脏腑性鉴

校注病机赋

松菊堂医学溯源

脏腑证治图说人镜经

内经运气病释医学辨正

藏腑图书症治要言合璧

淑景堂改订注释寒热温平药性赋

伤寒金匮

伤寒考

伤寒大白

伤寒分经

伤寒正宗

伤寒寻源

伤寒折衷

伤寒经注

伤寒指归

伤寒指掌

伤寒点精

伤寒选录

伤寒绪论

伤寒源流

伤寒撮要

伤寒缵论

医宗承启

伤寒正医录

伤寒全生集

伤寒论证辨

伤寒论纲目

I

本　草

鼎刻京板太医院校正分类青囊药性赋

方　书

医便

卫生编

袖珍方

内外验方

仁术便览

古方汇精

圣济总录

众妙仙方

李氏医鉴

医方丛话

医方约说

医方便览

乾坤生意

悬袖便方

救急易方

程氏释方

集古良方

摄生总论

辨症良方

卫生家宝方

寿世简便集

医方大成论

医方考绳愆

鸡峰普济方

饲鹤亭集方

临证经验方

思济堂方书

济世碎金方

揣摩有得集

亟斋急应奇方

乾坤生意秘韫

简易普济良方

名方类证医书大全

南北经验医方大成

新刊京本活人心法

临证综合

医级

医悟

丹台玉案

玉机辨症

古今医诗

本草权度

弄丸心法

医林绳墨

医学碎金

医学粹精

医宗备要

医宗宝镜

医宗撮精

医经小学

医垒元戎

医家四要

证治要义

松厓医径

济众新编

扁鹊心书

IV

素仙简要

慎斋遗书

丹溪心法附余

方氏脉症正宗

世医通变要法

医林绳墨大全

医林纂要探源

普济内外全书

医方一盘珠全集

医林口谱六法秘书

温 病

伤暑论

温证指归

瘟疫发源

医寄伏阴论

温热论笺正

温热病指南集

瘟疫条辨摘要

内 科

医镜

内科摘录

证因通考

解围元薮

燥气总论

医法征验录

医略十三篇

琅嬛青囊要

医林类证集要

林氏活人录汇编

罗太无口授三法

芷园素社痎疟论疏

女 科

广生编

仁寿镜

树蕙编

女科指掌

女科撮要

广嗣全诀

广嗣要语

广嗣须知

宁坤秘籍

孕育玄机

妇科玉尺

妇科百辨

妇科良方

妇科备考

妇科宝案

妇科指归

求嗣指源

茅氏女科

坤元是保

坤中之要

祈嗣真诠

种子心法

济阴近编

济阴宝筏

秘传女科